DIE KRÄUTERKUNDE

Claire Dupont

DIE KRÄUTERKUNDE

*Die heilende Kraft der Phytotherapie –
Entdecken Sie die Geheimnisse heilender
Pflanzen durch die Geschichte und lernen
Sie, sie für Ihr tägliches Wohlbefinden zu
nutzen*

INHALTSVERZEICHNIS

EINFÜHRUNG

Willkommen in der faszinierenden Welt der Kräuterkunde. Wenn Sie dieses Buch in den Händen halten, dann haben Sie bereits eine gewisse Neugier – vielleicht sogar den Wunsch, zu entdecken, wie die Natur mit ihren Pflanzen zu einer wertvollen Verbündeten für Ihr tägliches Wohlbefinden werden kann. Lassen Sie mich Sie auf diesem Weg begleiten, der von uralter Weisheit und tief verwurzeltem Wissen in den menschlichen Traditionen geprägt ist.

Die Kräuterkunde ist nicht nur eine Praxis, sondern eine Tradition – ein Wissen, das die Jahrhunderte, Kontinente und Kulturen überdauert hat. Seit den frühesten Zeiten hat der Mensch die Natur beobachtet, gelernt, Pflanzen zu erkennen, ihre Heilkräfte zu verstehen und daraus Heilmittel zu gewinnen. Diese uralte Weisheit, die von Generation zu Generation weitergegeben wurde, ist so alt wie die Menschheit selbst. Bereits im alten Ägypten nutzte man Pflanzen wie Aloe oder Anis, um verschiedene Beschwerden zu lindern. In China wurde die Heilkunst mit Pflanzen vor über zwei Jahrtausenden systematisch niedergeschrieben, während in Indien das Ayurveda eine Vielzahl von Kräutern einsetzt, um Körper und Geist ins Gleichgewicht zu bringen.

Die alten Zivilisationen hatten keinen Zugang zu modernen Laboren, aber sie besaßen ein tiefes Verständnis für die Natur, die sie umgab. Dieses umfassende Wissen über Pflanzen, ihre Zyklen und ihre Energien ist in unseren modernen Gesellschaften weitgehend verloren gegangen – zugunsten synthetischer Chemie. Doch der Trend hin zu einer natürlicheren Medizin wächst. Wir entdecken wieder, dass Pflanzen mit ihren komplexen Verbindungen eine therapeutische Vielfalt bieten, die oft unübertroffen ist.

Die Kräuterkunde vereint heute dieses alte Wissen mit modernen Erkenntnissen. Sie schlägt eine Brücke zwischen den Heilmitteln von gestern und den Bedürfnissen von heute, zwischen Volksweisheit und Wissenschaft. Diese Verbindung möchte ich mit Ihnen teilen, indem ich Ihnen nicht nur Informationen, sondern auch praktische Werkzeuge an die Hand gebe, um Pflanzen in Ihr Leben zu integrieren.

Heute gibt es eine Fülle an Informationen über Heilpflanzen – in Büchern, Online-Artikeln und manchmal widersprüchlichen Ratschlägen. Dieses Buch hat das Ziel, Ihnen eine solide, klare und verlässliche Grundlage zu bieten, um sich der Kräuterkunde entspannt und mit Verständnis zu nähern. Mein Wunsch ist es, die Kräuterkunde zu entmystifizieren und sie für alle zugänglich zu machen – selbst für diejenigen, die keinerlei Vorkenntnisse auf diesem Gebiet haben. Sie müssen kein Experte sein, um von den Vorteilen der Pflanzen zu profitieren. Alles, was Sie brauchen, ist Neugier, Offenheit und der Wunsch zu lernen. Ob Sie sich dafür interessieren, einen beruhigenden Kräutertee zuzubereiten, Ihre eigenen Heilpflanzen anzubauen oder besser zu verstehen, wie Sie Ihre Gesundheit auf natürliche Weise unterstützen können – dieses Buch ist darauf ausgelegt, Ihre Erwartungen zu erfüllen.

Die Kräuterkunde mag komplex erscheinen, ist in Wirklichkeit aber eine sanfte Wissenschaft, bei der jeder Schritt ein Lernprozess ist und jede Entdeckung unsere Verbindung zur Natur stärkt. Ich werde Sie Schritt für Schritt begleiten, indem ich Ihnen erkläre, wie Sie Pflanzen erkennen und nutzen können, sowie Tipps gebe, wie Sie diese anbauen, ernten und optimal aufbewahren. Sie werden entdecken, wie es mit wenig Aufwand und viel Leidenschaft möglich ist, eine eigene natürliche Hausapotheke zu schaffen.

Dieses Buch ist sowohl als praktisches Handbuch als auch als Inspirationsquelle gedacht. Sie können es in einem Rutsch lesen, um sich die gesamte enthaltene Weisheit anzueignen, oder es als Nachschlagewerk nutzen, das Sie bei Bedarf konsultieren. Jeder Abschnitt ist eigenständig gestaltet, sodass Sie direkt in die Themen eintauchen können, die Sie am meisten interessieren.

Ich lade Sie ein, dieses Buch als Wegbegleiter zu betrachten. Greifen Sie so oft darauf zurück, wie Sie möchten, nehmen Sie sich Zeit zum Experimentieren, probieren Sie die Rezepte aus und integrieren Sie die Pflanzen nach und nach in Ihren Alltag. Sie finden hier klare Erklärungen, praktische Ratschläge und Informationen aus zuverlässigen Quellen, die ich sorgfältig für Sie ausgewählt habe. Mein Ziel ist es, die Kräuterkunde lebendig und zugänglich zu machen und Ihnen das Vertrauen zu geben, Pflanzen sicher und effektiv zu nutzen. Sie müssen nicht sofort alle Antworten kennen – jede Etappe dieser Reise ist eine Gelegenheit, zu lernen und in Ihrem eigenen Tempo zu wachsen.

Mit diesem Buch werden Sie nicht nur wertvolle Fähigkeiten entwickeln, sondern auch eine neue Perspektive auf die Welt um Sie herum gewinnen. Die Pflanzen sind da, greifbar nah, bereit, Ihnen ihre Vorteile zu schenken. Auf diesen Seiten lade ich Sie ein, sich mit diesem alten Wissen wieder zu verbinden und die stille Magie der Kräuterkunde zu entdecken.

Teil 1: Die Grundlagen der Kräuterkunde

1. Die Geschichte der Kräuterkunde

Uralte Ursprünge: Von Traditionen zu modernen Heilmethoden

Wenn wir über Kräuterkunde sprechen, betreten wir eine uralte Welt, in der Natur und Mensch schon immer eng miteinander verbunden waren. Heilpflanzen gehören zu den ältesten bekannten Formen der Heilung der Menschheit. Lange vor dem Aufkommen der modernen Medizin wandten sich unsere Vorfahren der Natur zu, um ihre Beschwerden zu lindern, ihren Körper zu stärken und ihr inneres Gleichgewicht zu bewahren. Im Laufe der Jahrhunderte hat diese enge Beziehung zu den Pflanzen ganze Zivilisationen geprägt, die in der umliegenden Flora die Geheimnisse der Heilung entdeckten.

Im alten Ägypten beispielsweise standen Pflanzen im Zentrum der Medizin. Die Ägypter betrachteten sie als göttliche Gaben, die nicht nur den Körper, sondern auch die Seele heilen konnten. Alte Schriften, wie der berühmte Papyrus Ebers, zeugen von ihrem umfassenden Wissen über Heilpflanzen. Dieses Dokument, das über 1.500 Jahre vor unserer Zeitrechnung datiert, ist eines der ältesten bekannten medizinischen Werke. Es enthält Hunderte von Rezepten, die Pflanzen wie Knoblauch, Myrrhe und

Bockshornklee verwenden, um Infektionen, Schmerzen oder Verdauungsbeschwerden zu behandeln. Diese Praktiken wurden oft von spirituellen Ritualen begleitet, die die Bedeutung des Gleichgewichts zwischen Körperlichem und Geistigem in der Heilung hervorhoben.

Auf der anderen Seite der Welt entwickelte sich auch in China die Phytotherapie auf bemerkenswerte Weise. Die Traditionelle Chinesische Medizin (TCM) stützt sich in großem Maße auf die Verwendung von Pflanzen, um die Harmonie zwischen Yin und Yang – den beiden gegensätzlichen Kräften, die Gesundheit und Krankheit bestimmen – wiederherzustellen. Das *Shennong Bencao Jing*, ein grundlegender Text der chinesischen Medizin, gehört zu den ersten Werken, die Heilpflanzen nach ihren Wirkungen auf den Körper klassifizieren. Dieses Werk, das dem legendären Kaiser Shennong zugeschrieben wird, der laut Überlieferung Hunderte von Pflanzen probierte, um ihre Eigenschaften zu entdecken, ist ein wahrer Schatz an botanischem Wissen. Es beschreibt die Vorzüge von Pflanzen wie Ginseng, der für die Stärkung der Lebensenergie bekannt ist, und Süßholz, das in Kräutermischungen zur Harmonisierung anderer Pflanzen verwendet wird.

In Indien steht das Ayurveda, was „Wissenschaft vom Leben" bedeutet, für eine weitere jahrtausendealte Tradition, in der Pflanzen eine zentrale Rolle spielen. Ayurveda verfolgt einen ganzheitlichen Ansatz zur Gesundheit, der Körper, Geist und Seele als untrennbare Einheit betrachtet. Ayurvedische Pflanzen wie Tulsi (heiliger Basilikum), Ashwagandha und Kurkuma werden nicht nur zur Behandlung von Krankheiten eingesetzt, sondern auch, um Ungleichgewichte vorzubeugen und ein harmonisches Leben zu fördern. Die Stärke des Ayurveda liegt in seiner Fähigkeit, Heilpflanzen individuell anzupassen, wobei die einzigartige Konstitution jeder Person, der sogenannte Dosha, berücksichtigt wird.

All diese alten Zivilisationen teilen ein tiefes Verständnis für Pflanzen und deren heilende Kräfte. Sie entwickelten Heilsysteme, die sich zwar in ihrer Herangehensweise unterscheiden, aber alle auf demselben grundlegenden Prinzip beruhen: Die Natur ist eine unerschöpfliche Quelle von Heilmitteln. Im Laufe der Jahrhunderte wurde dieses Wissen mündlich und schriftlich weitergegeben, oft in religiösen oder spirituellen Kontexten, wobei Kräuterkundige und Heiler als Vermittler zwischen der natürlichen und der menschlichen Welt galten.

Die Weitergabe dieses Wissens erfolgte häufig innerhalb von Familien oder Gemeinschaften, wo die Geheimnisse der Pflanzen eifersüchtig gehütet und von Generation zu Generation überliefert wurden. Diese mündliche Tradition hat dazu beigetragen, viele botanische Erkenntnisse zu bewahren, selbst wenn schriftliche Aufzeichnungen verloren gingen oder Kriege Bibliotheken zerstörten. In einigen Kulturen, wie bei den amerikanischen Ureinwohnern, ist die Weitergabe des Wissens über Heilpflanzen ein heiliger Akt, durchdrungen von Respekt für die Natur und Dankbarkeit für ihre Gaben.

Mit der Zeit legten diese alten Praktiken die Grundlage für die moderne Medizin. Frühe europäische Wissenschaftler wie Dioskurides und Galen studierten und systematisierten das Wissen der Kräuterkundigen und bauten Brücken zwischen den empirischen Erkenntnissen der Heiler und den Anfängen der Pharmakologie. Alte

Kräuterbücher – illustrierte und kommentierte Sammlungen von Pflanzen – wurden von den Ärzten und Apothekern des Mittelalters bis zur Renaissance als unverzichtbare Referenzen genutzt.

Indem wir heute diese Traditionen wiederentdecken, ehren wir nicht nur das Wissen unserer Vorfahren, sondern stellen auch eine Verbindung zu einer Art des Heilens her, die die Natur respektiert und wertschätzt. Wenn wir die Ursprünge der Kräuterkunde erkunden, verstehen wir besser, wie alte Praktiken unsere modernen Ansätze zur Gesundheit geprägt haben und warum sie weiterhin unsere Suche nach ganzheitlichem Wohlbefinden beeinflussen. Die Kräuterkunde ist weit davon entfernt, ein bloßes Relikt der Vergangenheit zu sein – sie ist eine lebendige, sich ständig weiterentwickelnde Disziplin, die immer wieder aus ihren Wurzeln schöpft, um den Bedürfnissen der Gegenwart gerecht zu werden.

Die Pioniere der Kräuterkunde

Im Laufe der Jahrhunderte haben einige Männer und Frauen die Geschichte der Kräuterkunde nachhaltig geprägt. Diese Pioniere, geleitet von unermüdlicher Neugier und tiefem Respekt vor der Natur, widmeten ihr Leben dem Studium der Heilpflanzen und legten damit die Grundlage für das, was wir heute als Phytotherapie kennen. Ihre Arbeiten, eine Mischung aus empirischer Beobachtung und Intuition, haben das Wissen geformt, das wir weiterhin nutzen und erweitern.

Einer der ersten Namen, die einem in den Sinn kommen, wenn man über die Geschichte der Kräuterkunde spricht, ist Hippokrates, der oft als Vater der Medizin bezeichnet wird. Hippokrates, ein griechischer Arzt des 5. Jahrhunderts v. Chr., revolutionierte die medizinische Praxis, indem er versuchte, die natürlichen Ursachen von Krankheiten zu verstehen, anstatt sie übernatürlichen Kräften zuzuschreiben. Sein ganzheitlicher Ansatz zur Gesundheit, der das Gleichgewicht zwischen Körper und Geist betont, ist bis heute eine Quelle der Inspiration. Für Hippokrates waren Pflanzen nicht nur Heilmittel, sondern essenzielle Bestandteile eines gesunden Lebensstils. Sein berühmtes Zitat „Lass Nahrung deine Medizin sein" veranschaulicht die Bedeutung, die er der Natur und der Ernährung für die Prävention von Krankheiten beimaß.

Eine weitere Schlüsselgestalt ist Galen, ein griechischer Arzt des 2. Jahrhunderts, dessen Schriften die westliche Medizin über mehr als tausend Jahre dominierten. Galen systematisierte die medizinische Praxis und führte die experimentelle Methode in das Studium der Heilpflanzen ein. Er sammelte zahlreiche Beobachtungen über die Wirkung von Pflanzen und entwickelte komplexe Zubereitungen, die als „galenische" Formen bekannt sind und bis heute in Gebrauch sind. Seine Arbeiten legten die Grundlage für die europäische Pharmakopöe und beeinflussten zahlreiche Ärzte und Kräuterkundige über die Jahrhunderte hinweg.

Im mittelalterlichen Europa ragt eine bemerkenswerte Persönlichkeit hervor: Hildegard von Bingen.

Die Benediktinerin, Komponistin und Visionärin hinterließ ein immenses Erbe im Bereich der Phytotherapie. Im 12. Jahrhundert schrieb sie mehrere Werke über Gesundheit, darunter das berühmte Physica, in dem sie die heilenden Eigenschaften von Pflanzen, Steinen und Tieren beschreibt. Was Hildegard besonders auszeichnet, ist ihre tief spirituelle Sicht auf die Medizin. Für sie spiegelte Gesundheit die Harmonie zwischen Mensch und Natur wider – eine Idee, die auch in der modernen Kräuterkunde stark nachhallt. Ihre Philosophie, eine Verbindung aus Wissenschaft, Spiritualität und Naturbeobachtung, inspirierte Generationen von Kräuterkundigen und prägt bis heute diejenigen, die sich einer ganzheitlichen Heilung verschrieben haben.

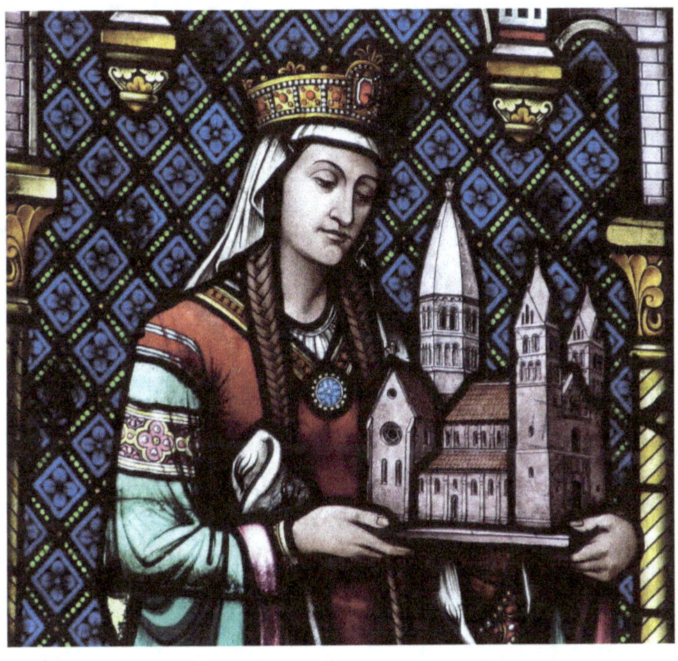

Ein weiterer unverzichtbarer Name in der Geschichte der Kräuterkunde ist Paracelsus, ein Schweizer Arzt des 16. Jahrhunderts. Paracelsus revolutionierte die Medizin, indem er die Idee einführte, dass Krankheiten durch äußere Einflüsse wie Mikroben verursacht werden, anstatt nur durch innere Ungleichgewichte. Zudem prägte er den

Grundsatz „Die Dosis macht das Gift", eine fundamentale Erkenntnis in der Phytotherapie. Paracelsus reiste viel, sammelte Wissen über Heilpflanzen aus verschiedenen Kulturen und entwickelte pflanzliche und mineralische Heilmittel. Sein innovativer und oft kontroverser Ansatz ebnete den Weg für eine modernere Medizin, in der Experimente und Alchemie eine zentrale Rolle spielten.

Schließlich verdient Nicolas Culpeper, ein englischer Apotheker und Kräuterkundiger des 17. Jahrhunderts, besondere Anerkennung. Culpeper ist vor allem für sein Werk The English Physician oder Culpeper's Herbal bekannt, ein revolutionäres Buch, das das Wissen, das zuvor der medizinischen Elite vorbehalten war, einem breiteren Publikum zugänglich machte. Indem er medizinische Texte aus dem Lateinischen ins Englische übersetzte, ermöglichte er es einfachen Menschen, Heilpflanzen für ihre eigene Gesundheit zu nutzen. Culpeper war überzeugt, dass Medizin für alle zugänglich sein sollte, und diese Überzeugung zeigt sich in seiner einfachen und direkten Sprache. Sein Werk popularisierte die Verwendung von Heilpflanzen in England und hatte einen nachhaltigen Einfluss auf die Volksheilkunde.

Diese bedeutenden Persönlichkeiten haben auf ihre Weise dazu beigetragen, die Kräuterkunde so zu formen, wie wir sie heute kennen. Ihr Vermächtnis ist nicht nur wissenschaftlicher, sondern auch philosophischer Natur. Sie lehrten uns, die Natur aufmerksam zu beobachten, ihre Zyklen zu respektieren und ihre Ressourcen mit Bedacht zu nutzen. Durch die Erforschung ihrer Werke gewinnen wir ein tieferes Verständnis dafür, wie altes Wissen in unsere moderne Praxis integriert wurde und warum es so wichtig ist, weiterhin von diesen großen Meistern der Phytotherapie zu lernen und uns von ihnen inspirieren zu lassen.

Die Entwicklung der Kräuterkunde durch die Jahrhunderte

Die Kräuterkunde, mit ihren Jahrtausende alten Wurzeln, hat die Jahrhunderte überdauert und sich dabei stets an soziale, kulturelle und wissenschaftliche Veränderungen angepasst. Vom Mittelalter bis in die Gegenwart hat sie sich neu erfunden, Herausforderungen gemeistert und trotz der tiefgreifenden Umwälzungen in der Medizingeschichte überlebt.

Im Mittelalter spielte die Kräuterkunde eine zentrale Rolle im Alltag. Klöster waren die Hüter des botanischen Wissens, und die Mönche pflegten sogenannte „Klostergärten", in denen Heilpflanzen für die Behandlung der Leiden der umliegenden Gemeinschaften angebaut wurden. Werke wie die von Hildegard von Bingen bewahrten und übermittelten dieses Wissen in einer Zeit, in der Bildung und Kultur nur einer kleinen Elite zugänglich waren. Die Kräuterkunde war damals vor allem eine Volksmedizin, zugänglich für alle, und spielte eine entscheidende Rolle für die öffentliche Gesundheit.

Doch die Kräuterkunde erlebte auch Zeiten der Gefährdung, insbesondere mit dem Aufkommen der Renaissance und den Anfängen der modernen Wissenschaft. Die Entwicklung der Alchemie, gefolgt von der modernen Chemie, führte zu einem Paradigmenwechsel in der Medizin. Pflanzliche Heilmittel, die einst vorherrschend waren, wurden von neuen wissenschaftlichen Entdeckungen verdrängt, die chemische

Behandlungen und synthetische Medikamente bevorzugten. Die Kräuterkunde wurde oft als Aberglaube oder als „Hausmittel" abgetan und musste um ihren Platz in einer zunehmend akademischen Medizin kämpfen.

Das 18. und 19. Jahrhundert markierten eine Phase tiefgreifender Veränderungen, insbesondere durch die industrielle Revolution. Die Standardisierung von Medikamenten, die Entstehung pharmazeutischer Labore und die zunehmende Medikalisierung der Gesellschaft führten zu einer Marginalisierung der Kräuterkunde. Heiler und Kräuterkundige, einst wegen ihres überlieferten Wissens geschätzt, wurden zunehmend aus den offiziellen medizinischen Kreisen ausgeschlossen. Dennoch blühte die Kräuterkunde in ländlichen Gebieten und abgelegenen Regionen weiter, wo sie mündlich und in familiären Kreisen weitergegeben wurde, fernab der Großstädte und Krankenhäuser.

Im 20. Jahrhundert erlebte die Kräuterkunde eine echte Wiedergeburt. Angesichts der Exzesse der Industrialisierung und wachsender ökologischer Bedenken entstand eine Rückbesinnung auf die Wurzeln. Die 1960er- und 1970er-Jahre waren geprägt von einem erneuten Interesse an natürlichen Heilmethoden, begleitet von einer Kritik an der konventionellen Medizin, die oft als entmenschlicht und zu aggressiv wahrgenommen wurde. Eine neue Generation, die nach Authentizität und Einfachheit suchte, entdeckte die Kräuterkunde wieder und integrierte sie in den Alltag.

Diese Phase der Wiederaneignung war geprägt von der Veröffentlichung zahlreicher Bücher, der Gründung von Kräuterkundeschulen und der Einführung von

Ausbildungsmöglichkeiten zur Weitergabe dieses Wissens. Schlüsselfiguren wie Maurice Mességué in Frankreich trugen dazu bei, die Kräuterkunde der breiten Öffentlichkeit zugänglich zu machen und ihr ein modernes Gesicht zu geben. Pflanzen, die einst in Vergessenheit geraten waren, fanden ihren Weg zurück in die populäre Pharmakopöe und wurden oft ergänzend zur konventionellen Medizin eingesetzt.

Heute entwickelt sich die Kräuterkunde weiter in einem Umfeld, in dem moderne Medizin und natürliche Heilmethoden koexistieren. Immer mehr Gesundheitsfachkräfte integrieren Pflanzen in ihre Praxis und erkennen deren Nutzen und Wirksamkeit an, die durch wissenschaftliche Studien belegt sind. Die Kräuterkunde wird mittlerweile als Verbündete der Gesundheit angesehen, die allopathische Behandlungen ergänzen kann, indem sie eine sanftere, präventive und ganzheitliche Herangehensweise bietet.

2. DIE PHYTOTHERAPIE VERSTEHEN

Was ist Phytotherapie?

Die Phytotherapie, ein Begriff aus dem Altgriechischen (*phyton* = Pflanze, *therapeia* = Pflege oder Heilung), bezeichnet die Kunst, sich mit Pflanzen zu behandeln. Sie ist eine alte Praxis, die in der modernen Medizin aufgrund ihres natürlichen und präventiven Ansatzes zunehmend an Bedeutung gewinnt. Aber was genau ist Phytotherapie, und wie unterscheidet sie sich von anderen Formen der Medizin?

Phytotherapie basiert auf der Verwendung von Pflanzen, um verschiedene Beschwerden vorzubeugen, zu lindern oder zu heilen. Jede Pflanze enthält einzigartige biochemische Verbindungen wie Flavonoide, Alkaloide oder ätherische Öle, die therapeutische Wirkungen auf den menschlichen Körper haben können. Im Gegensatz zur allopathischen Medizin, die in der Regel einen einzelnen Wirkstoff isoliert, um daraus ein Medikament zu entwickeln, verwendet die Phytotherapie die gesamte Pflanze oder spezifische Teile davon (Blätter, Wurzeln, Blüten), um von der komplexen Wechselwirkung all ihrer Bestandteile zu profitieren. Dieser integrative Ansatz ermöglicht synergetische Effekte, bei denen die verschiedenen Komponenten der Pflanze zusammenwirken, um eine ausgewogene und umfassende Behandlung zu gewährleisten.

Das Hauptziel der Phytotherapie ist es, dem Körper zu helfen, sein natürliches Gleichgewicht wiederzufinden. Anstatt sich ausschließlich auf die Symptome zu konzentrieren, versucht die Phytotherapie, die zugrunde liegende Ursache der Erkrankung zu verstehen und zu behandeln. Dieser ganzheitliche Ansatz betrachtet den Körper als ein miteinander verbundenes Ganzes, in dem jedes Organ und jedes System in Beziehung zueinander stehen. So kann beispielsweise eine Pflanze, die das Nervensystem beruhigt, auch positive Auswirkungen auf die Verdauung oder das Immunsystem haben.

Ein weiteres Merkmal der Phytotherapie ist ihre präventive Rolle. Heilpflanzen dienen nicht nur dazu, Krankheiten zu behandeln, wenn sie bereits ausgebrochen sind; sie können auch eingesetzt werden, um die Gesundheit zu erhalten und das Auftreten von Beschwerden zu verhindern. Pflanzen wie Echinacea sind zum Beispiel dafür bekannt, das Immunsystem zu stärken, während Ginseng dabei helfen kann, Energie und Vitalität das ganze Jahr über aufrechtzuerhalten. Diese präventive Anwendung ist ein wesentlicher Aspekt der Phytotherapie, da sie einen proaktiven Ansatz zur Gesundheit fördert, bei dem der Körper unterstützt wird, bevor Ungleichgewichte entstehen.

Ein weiterer wichtiger Aspekt der Phytotherapie ist ihr Respekt vor der Umwelt und dem Individuum. Pflanzen sind erneuerbare natürliche Ressourcen, und ihre Nutzung kann, sofern sie nachhaltig betrieben wird, ökologisch verantwortungsvoll sein. Darüber hinaus passt sich die Phytotherapie an die individuellen Bedürfnisse jedes Menschen an, indem sie dessen *Terrain* (d.h. genetische und konstitutionelle Prädispositionen), Umgebung und Lebensweise berücksichtigt. So können zwei Menschen mit derselben Erkrankung unterschiedliche phytotherapeutische Empfehlungen erhalten, die auf ihre spezifischen Bedürfnisse zugeschnitten sind.

Es ist jedoch wichtig zu beachten, dass Phytotherapie, obwohl sie natürlich ist, mit Bedacht angewendet werden sollte. Wie jede Heilmethode bringt auch sie Vorsichtsmaßnahmen und Gegenanzeigen mit sich. Einige Pflanzen, die in ihrer Wirkung sehr stark sind, können mit konventionellen Medikamenten interagieren oder bei bestimmten medizinischen Bedingungen ungeeignet sein. Daher ist es essenziell, sich gut zu informieren und bei Bedarf einen Gesundheitsfachmann zu konsultieren, bevor man eine phytotherapeutische Behandlung beginnt.

Die Wirkstoffe der Pflanzen: Alkaloide, Flavonoide und mehr

Ein faszinierender Aspekt der Phytotherapie liegt in der chemischen Vielfalt der Pflanzen. Jede Pflanze ist eine wahre natürliche Apotheke, die eine Vielzahl bioaktiver Verbindungen enthält, die auf subtile, aber kraftvolle Weise mit unserem Körper interagieren. Um zu verstehen, wie Pflanzen unsere Gesundheit beeinflussen können, ist es entscheidend, sich mit diesen Wirkstoffen zu beschäftigen – den Molekülen, die für ihre therapeutischen Effekte verantwortlich sind.

Alkaloide gehören zu den am intensivsten untersuchten und wirkungsvollsten Verbindungen in der Pflanzenwelt. Sie sind oft für die ausgeprägten pharmakologischen Effekte der Pflanzen verantwortlich. Diese Moleküle, die in der Regel Stickstoff enthalten, können sehr unterschiedliche Wirkungen haben: Einige stimulieren das Nervensystem, wie Koffein im Kaffee oder Theobromin im Kakao, während andere, wie Morphin aus dem Schlafmohn, starke schmerzstillende Eigenschaften besitzen. Alkaloide sollten mit Vorsicht verwendet werden, da ihre starke Wirkung Nebenwirkungen oder Wechselwirkungen mit Medikamenten hervorrufen kann. Obwohl Pflanzen mit Alkaloiden oft äußerst nützlich sind, erfordern sie eine präzise Dosierung und ein tiefes Verständnis ihrer Wirkungsweise.

Flavonoide sind eine weitere Gruppe von Verbindungen, die in Pflanzen weit verbreitet sind. Diese Moleküle, die oft für die leuchtenden Farben von Obst und Gemüse verantwortlich sind, sind bekannt für ihre antioxidativen Eigenschaften. Flavonoide spielen eine wichtige Rolle beim Schutz der Zellen vor oxidativem Stress und tragen so zur Prävention zahlreicher chronischer Krankheiten wie Herz-Kreislauf-Erkrankungen oder bestimmter Krebsarten bei. In der Phytotherapie werden Pflanzen, die reich an Flavonoiden sind – wie grüner Tee, Ginkgo biloba oder Trauben –, häufig zur Stärkung der Blutgefäße, Verbesserung der Durchblutung oder Unterstützung des Immunsystems eingesetzt. Der Vorteil von Flavonoiden liegt in ihrer milden Wirkung und dem geringen Risiko von Nebenwirkungen, was sie für eine regelmäßige Anwendung zur Erhaltung der Gesundheit geeignet macht.

Gerbstoffe, auch Tannine genannt, sind ebenfalls wichtige Wirkstoffe, die in vielen Heilpflanzen vorkommen. Diese phenolischen Verbindungen sind bekannt für ihre adstringierenden Eigenschaften, was bedeutet, dass sie Gewebe zusammenziehen und Entzündungen reduzieren können. Gerbstoffe werden oft zur Behandlung von Hauterkrankungen wie kleinen Schnitten, leichten Verbrennungen oder Reizungen eingesetzt. So sind beispielsweise schwarzer Tee oder Eichenrinde reich an Gerbstoffen und können äußerlich angewendet werden, um die Heilung zu fördern und zu beruhigen. Innerlich können Gerbstoffe bei Verdauungsproblemen hilfreich sein, insbesondere zur Linderung von Durchfall, indem sie die Schleimhäute des Darms zusammenziehen.

Es ist unmöglich, über die Wirkstoffe der Pflanzen zu sprechen, ohne **ätherische Öle** zu erwähnen. Diese flüchtigen Extrakte, die durch Destillation oder Kaltpressung gewonnen werden, konzentrieren das Wesentliche der Pflanzen. Ätherische Öle enthalten zahlreiche chemische Bestandteile wie Terpene, Phenole oder Ester, die ihnen ihre vielfältigen therapeutischen Eigenschaften verleihen: antiseptisch, entzündungshemmend, beruhigend oder anregend. Beispielsweise ist ätherisches Lavendelöl für seine beruhigenden und wundheilenden Effekte bekannt, während ätherisches Eukalyptusöl häufig zur Befreiung der Atemwege eingesetzt wird. Die starke Konzentration ätherischer Öle erfordert jedoch eine vorsichtige Anwendung, da sie in hohen Dosen reizend oder sogar toxisch sein können.

Diese verschiedenen Wirkstoffe – ob Alkaloide, Flavonoide, Gerbstoffe oder ätherische Öle – wirken in den

Pflanzen synergetisch zusammen, um eine breite Palette therapeutischer Effekte zu bieten. In der Phytotherapie liegt die Wirksamkeit einer Pflanze nicht nur in einem einzelnen Wirkstoff, sondern in der komplexen Wechselwirkung all ihrer Bestandteile. Diese Synergie ermöglicht es der Phytotherapie, natürliche, sanfte und oft vielseitige Lösungen zur Unterstützung unserer Gesundheit zu bieten.

Die Dosierung und Kombination dieser Wirkstoffe sind entscheidende Aspekte, um die vollen Vorteile der Pflanzen nutzen zu können. Eine Pflanze kann in einer bestimmten Dosierung positive Effekte haben, aber unwirksam oder sogar gefährlich werden, wenn sie falsch dosiert wird. Ebenso gibt es Pflanzen, die sich hervorragend ergänzen und ihre Wirkung gegenseitig verstärken, während andere negativ miteinander interagieren können. Daher erfordert die Phytotherapie nicht nur ein tiefes Wissen über die Pflanzen selbst, sondern auch ein Verständnis für die Wechselwirkungen ihrer verschiedenen Wirkstoffe.

Die Vorteile der Phytotherapie für Körper und Geist

Die Phytotherapie, als ganzheitliche Praxis, bietet eine Vielzahl von Vorteilen, die weit über die bloße Linderung körperlicher Symptome hinausgehen. Sie wirkt tiefgreifend, um das gesamte Gleichgewicht von Körper und Geist wiederherzustellen, und betrachtet den Menschen in seiner Gesamtheit. Jede Pflanze besitzt eine komplexe chemische Zusammensetzung, die es ihr ermöglicht, auf verschiedene Aspekte unserer Gesundheit einzuwirken und so ein allgemeines und nachhaltiges Wohlbefinden zu fördern.

Ein zentraler Vorteil der Phytotherapie ist ihre Fähigkeit, Stress zu bewältigen und das Nervensystem zu beruhigen. In unserer modernen Welt, in der Stress allgegenwärtig ist, sind bestimmte Pflanzen wertvolle Verbündete, um Ruhe und Gelassenheit wiederzufinden. Beispielsweise sind Passionsblume, Johanniskraut und Baldrian für ihre entspannenden Eigenschaften bekannt. Sie wirken sanft, um Angstzustände zu reduzieren, die Schlafqualität zu verbessern und die Stimmung zu stabilisieren. Diese Pflanzen zielen nicht darauf ab, die Symptome von Stress einfach zu überdecken, sondern stellen das nervliche Gleichgewicht wieder her, das es ermöglicht, den täglichen Herausforderungen besser zu begegnen.

Auf körperlicher Ebene ist die Phytotherapie auch dafür bekannt, das Immunsystem zu stärken. Pflanzen wie Echinacea, Astragalus oder Ginseng können die natürlichen Abwehrkräfte des Körpers anregen, wodurch er widerstandsfähiger gegen Infektionen und Krankheiten wird. Indem sie das Immunsystem stärkt, behandelt die Phytotherapie nicht nur Infektionen, wenn sie auftreten, sondern trägt auch dazu bei, deren Entstehung zu verhindern, was langfristig zu einer besseren Gesundheit beiträgt.

Ein weiteres Gebiet, in dem die Phytotherapie besonders wirksam ist, ist die Unterstützung der Verdauung. Eine gute Verdauung ist entscheidend für das allgemeine Gleichgewicht des Körpers, und viele Pflanzen können dazu beitragen, diesen komplexen Prozess zu regulieren. Fenchel, Pfefferminze und Melisse werden häufig verwendet, um Verdauungsbeschwerden wie Blähungen, Krämpfe oder Verdauungsstörungen zu lindern. Diese

Pflanzen fördern auch eine bessere Aufnahme von Nährstoffen, was zu einer optimalen Ernährung und dadurch zu mehr Energie und Vitalität führt.

Die Phytotherapie beschränkt sich jedoch nicht nur auf körperliche und geistige Vorteile. Sie spielt auch eine Schlüsselrolle im emotionalen Gleichgewicht. Einige Pflanzen, sogenannte Adaptogene, wie Rhodiola oder Ashwagandha, helfen dem Körper, sich an Stress anzupassen, indem sie die Cortisolspiegel – das Stresshormon – regulieren. Auf diese Weise unterstützen sie das emotionale Management, verhindern geistige Erschöpfung und fördern eine positive Grundhaltung. Diese Fähigkeit, Körper und Geist in Einklang zu bringen, unterscheidet die Phytotherapie von konventionelleren Ansätzen, die oft nur auf einen einzelnen Aspekt der Gesundheit abzielen.

Ein weiterer zentraler Vorteil der Phytotherapie ist ihr präventiver Ansatz. Anstatt auf das Auftreten von Krankheiten zu warten, fördert sie eine regelmäßige und maßvolle Nutzung von Pflanzen, um den Körper in einem Zustand der Harmonie zu halten. Beispielsweise kann der regelmäßige Konsum von Tees aus Kamille oder Melisse dazu beitragen, das emotionale und verdauungsfördernde Gleichgewicht aufrechtzuerhalten, ohne dass Stress oder Verdauungsprobleme überhaupt entstehen. Ebenso kann die Integration von Pflanzen wie Brennnessel oder Kurkuma in die tägliche Ernährung die Gelenkgesundheit unterstützen und den Körper entgiften.

Die Phytotherapie bietet einen umfassenden Ansatz, der nicht nur darauf abzielt, Symptome zu behandeln, sondern darauf, das natürliche Gleichgewicht von Körper und Geist wiederherzustellen und zu erhalten. Durch ihren Fokus auf Prävention und langfristige Unterstützung erweist sie sich als wertvolles Werkzeug für all jene, die ihr Wohlbefinden auf natürliche und sanfte Weise in die Hand nehmen möchten.

3. DIE GRUNDLAGEN DER KRÄUTERKUNDE

Die verschiedenen Darreichungsformen: Tees, Tinkturen, ätherische Öle und mehr

Die Kräuterkunde, reich an Geschichte und Vielfalt, bietet zahlreiche Möglichkeiten, Heilpflanzen zuzubereiten und anzuwenden. Diese verschiedenen galenischen Formen ermöglichen es, den Gebrauch der Pflanzen individuell an die spezifischen Bedürfnisse anzupassen – je nach gewünschter Wirkung, Art der Behandlung und persönlichen Vorlieben. Jede Darreichungsform hat ihre Besonderheiten, Vorteile und idealen Einsatzmöglichkeiten, die ich Ihnen im Folgenden näherbringen möchte.

Tees sind vermutlich die bekannteste und einfachste Methode, Heilpflanzen zu nutzen. Ein Tee wird zubereitet, indem getrocknete Pflanzen in heißem Wasser ziehen, um ihre Wirkstoffe zu extrahieren. Die Infusion, die sich besonders für empfindliche Pflanzenteile wie Blüten oder Blätter eignet, bewahrt die feinen Aromen und flüchtigen Bestandteile der Pflanzen. Tees sind ideal für den täglichen Gebrauch, sei es zur Beruhigung des Geistes vor dem Schlafengehen mit Kamille oder zur Anregung der Verdauung nach einer Mahlzeit mit Pfefferminze. Die

Zubereitung ist einfach: Gießen Sie heißes, aber nicht kochendes Wasser über die Pflanzen, decken Sie die Tasse ab und lassen Sie den Tee einige Minuten ziehen, bevor Sie ihn genießen.

Abkochungen hingegen eignen sich besser für härtere Pflanzenteile wie Wurzeln, Rinden oder Samen. Im Gegensatz zu Infusionen erfordert die Abkochung ein längeres Kochen, um die Wirkstoffe zu extrahieren. Die Pflanzen werden in kaltes Wasser gegeben, das anschließend zum Kochen gebracht wird, bevor es 10 bis 30 Minuten lang leicht köchelt. Diese Methode wird oft für Mittel verwendet, die eine tiefere und langanhaltendere Wirkung erfordern, wie Ingwerabkochungen zur Stärkung des Immunsystems oder Süßholzwurzelabkochungen zur Linderung von Entzündungen.

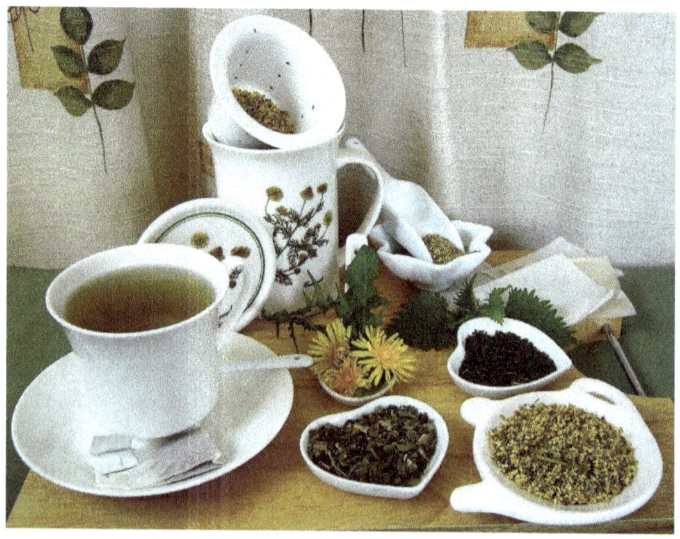

Mazerate sind eine weitere interessante galenische Form, die insbesondere für Pflanzen verwendet wird, deren

Wirkstoffe besser durch Fette oder leichte Lösungsmittel extrahiert werden können. Es gibt zwei Haupttypen: Ölige und glycerinhaltige Mazerate. Bei ersteren werden die Pflanzen in Pflanzenöl eingelegt, um fettlösliche Bestandteile wie Carotinoide oder bestimmte ätherische Öle zu extrahieren. Diese Methode eignet sich hervorragend für die Herstellung von Massageölen oder beruhigenden Salben, wie Calendulaöl für gereizte Haut. Glycerinhaltige Mazerate verwenden Glycerin, um Wirkstoffe zu extrahieren, und werden häufig für sanftere Zubereitungen genutzt, die sich für Kinder oder empfindliche Personen eignen.

Tinkturen sind konzentrierte Auszüge, die durch das Einlegen frischer Pflanzen in Alkohol gewonnen werden. Diese Methode ermöglicht die Extraktion eines breiten Spektrums an Wirkstoffen, einschließlich solcher, die in Wasser nicht löslich sind. Tinkturen sind kraftvoll und müssen genau dosiert werden, oft in Tropfen. Sie sind besonders nützlich für Behandlungen, die eine schnelle oder langanhaltende Wirkung erfordern, wie Echinacea-Tinktur zur Stärkung des Immunsystems bei aufkommenden Infektionen. Ein weiterer Vorteil von Tinkturen ist ihre lange Haltbarkeit und die einfache Handhabung, was sie praktisch für den Alltag macht.

Ätherische Öle sind flüchtige Essenzen, die in der Regel durch Wasserdampfdestillation aus Pflanzen gewonnen werden. Diese Extrakte sind hochkonzentriert und sollten mit Vorsicht verwendet werden. Ein einziger Tropfen kann die Wirkung von mehreren Kilogramm frischer Pflanzen enthalten. Ätherische Öle sind vielseitig einsetzbar: Sie können inhaliert, verdünnt in Pflanzenölen auf die Haut aufgetragen oder in Diffusoren verwendet werden, um die Luft zu reinigen. So ist Lavendelöl für seine beruhigenden Eigenschaften bekannt, während Teebaumöl ein starkes natürliches Antiseptikum ist.

Salben und Balsame sind halbfeste Zubereitungen, die oft aus einer Mischung von öligen Mazeraten, Bienenwachs und manchmal ätherischen Ölen bestehen. Sie werden äußerlich angewendet und direkt auf die Haut aufgetragen. Balsame sind besonders nützlich zur Linderung von Muskelschmerzen, zur Heilung kleiner Wunden oder zur Pflege trockener und gereizter Haut. Der Calendula-Balsam ist ein klassisches Mittel gegen Rötungen und Hautausschläge.

Diese verschiedenen galenischen Formen sind nicht nur Zubereitungsmethoden, sondern auch Möglichkeiten, die jeweils am besten geeignete Form für Ihre individuellen Bedürfnisse zu wählen – sei es präventiv, therapeutisch oder einfach zur Förderung des Wohlbefindens. Wenn Sie ihre Besonderheiten verstehen, können Sie Heilpflanzen effektiver und individueller in Ihr Leben integrieren und dabei die natürlichen Eigenschaften jeder Pflanze und jedes Mittels respektieren.

Die Werkzeuge des Kräuterkundigen: Wie bereiten Sie Ihre Heilmittel zu?

Wenn Sie in die Kräuterkunde einsteigen, ist es essenziell, sich mit den richtigen Werkzeugen auszustatten. Diese helfen Ihnen, Ihre Heilmittel präzise zuzubereiten und dabei sowohl traditionelle Methoden als auch moderne, sichere Ansätze zu berücksichtigen. Diese oft einfachen, aber unverzichtbaren Instrumente sind die treuen Begleiter eines Kräuterkundigen und garantieren die Qualität und Wirksamkeit Ihrer Zubereitungen.

Der **Mörser mit Stößel** gehört zu den ältesten und bekanntesten Werkzeugen der Kräuterkunde. Er wird verwendet, um Pflanzen zu zerstoßen und zu Pulver zu verarbeiten, wodurch die Wirkstoffe freigesetzt werden, während die Integrität der Pflanzen bewahrt bleibt. Mörser und Stößel eignen sich hervorragend zur Herstellung von Pulvern, die für Aufgüsse, Abkochungen oder auch Umschläge verwendet werden. Sie sind in verschiedenen Materialien erhältlich, darunter Stein, Holz oder Keramik, wobei die Wahl vom Verwendungszweck und der Art der Pflanzen abhängt, die Sie bearbeiten möchten.

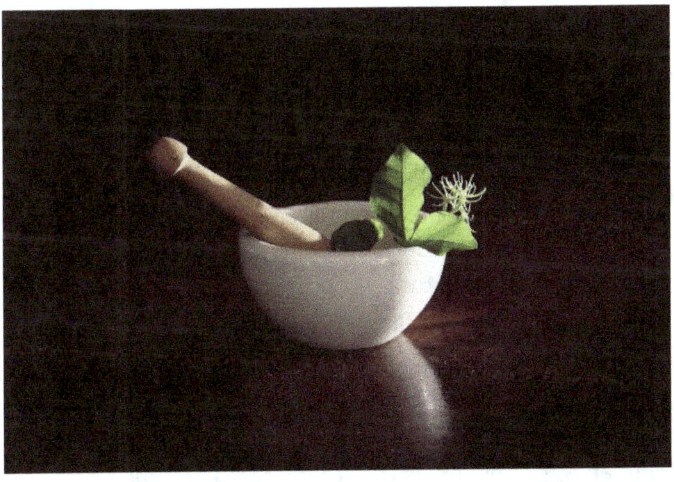

Der **Destillierkolben** ist ein komplexeres Werkzeug, aber unverzichtbar, wenn Sie Ihre eigenen ätherischen Öle herstellen möchten. Die Dampfdestillation extrahiert die flüchtigen aromatischen Verbindungen aus Pflanzen und erzeugt reine, konzentrierte und kraftvolle ätherische Öle. Der Destillierkolben, meist aus Kupfer oder Edelstahl, besteht aus mehreren Teilen: einem Behälter zum Erhitzen des Wassers, einer Kammer für die Pflanzen und einer Spirale, in der der Dampf zu Flüssigkeit kondensiert. Dieser aufwendige, aber äußerst lohnende Prozess ermöglicht es Ihnen, an die Essenz der Pflanzen zu gelangen. Ein hochwertiger und gut gepflegter Destillierkolben wird Ihnen viele Jahre lang dienen.

Ein weiteres unverzichtbares Werkzeug ist der **Dörrapparat** oder ein Pflanzentrockner. Um die Qualität und Haltbarkeit Ihrer Zubereitungen zu gewährleisten, ist es entscheidend, die Pflanzen nach der Ernte richtig zu trocknen. Das Trocknen bewahrt die Wirkstoffe und verhindert die Zersetzung durch Feuchtigkeit. Ein elektrischer Dörrapparat ist besonders praktisch, da er eine präzise Temperaturkontrolle ermöglicht und so ein gleichmäßiges und schnelles Trocknen sicherstellt. Alternativ können Sie auf traditionellere Methoden zurückgreifen, wie das Lufttrocknen an einem gut belüfteten, vor direktem Licht geschützten Ort, indem Sie Trockenrahmen oder Aufhängungen verwenden.

Für die Zubereitung von Tees, Abkochungen und Mazeraten ist ein einfacher **Kräutermesser** oder eine spezielle **Schere** äußerst nützlich. Diese Werkzeuge helfen Ihnen, die Pflanzen auf die gewünschte Größe zu schneiden, um eine optimale Extraktion der Wirkstoffe zu fördern. Wählen Sie Klingen aus rostfreiem Stahl, um die Oxidation der Pflanzen zu vermeiden und ihre Qualität zu erhalten. Ein gutes, scharfes Messer erleichtert die Vorbereitung der Pflanzen und minimiert den Verlust wertvoller Bestandteile.

Ein **Trichter** und **Glasflaschen** gehören zu den oft übersehenen, aber unverzichtbaren Utensilien für die Herstellung und Lagerung von Tinkturen, Ölen und anderen flüssigen Extrakten. Ein Trichter aus Edelstahl oder lebensmittelechtem Kunststoff erleichtert das Umfüllen von Flüssigkeiten, ohne dass etwas verschüttet wird. Glasflaschen, vorzugsweise in Bernstein- oder Grüntönen, schützen Ihre Zubereitungen vor Licht und verlängern so deren Haltbarkeit und Wirksamkeit. Achten Sie darauf, Flaschen mit luftdichten Verschlüssen zu verwenden, um eine Oxidation der Flüssigkeiten zu vermeiden.

Schließlich sind **Passiertücher** oder feine Siebe einfache, aber essenzielle Werkzeuge, um Mazerate, Abkochungen oder Tees zu filtern. Ein Passiertuch aus Baumwolle oder Leinen hilft, feste Bestandteile von Flüssigkeiten zu trennen und eine klare, saubere Zubereitung zu gewährleisten. Dieses Werkzeug ist besonders bei der Herstellung von Ölmazeraten oder Tinkturen nützlich, bei denen es wichtig ist, alle Verunreinigungen zu entfernen, um ein hochwertiges Endprodukt zu erhalten.

Mit diesen Werkzeugen ausgestattet, sind Sie bereit, in die Kunst der Kräuterkunde einzutauchen, die Traditionen zu ehren und gleichzeitig moderne Methoden anzuwenden, um die Qualität Ihrer Heilmittel zu gewährleisten. Jedes dieser Werkzeuge hat seinen eigenen Zweck, und wenn Sie lernen, sie richtig zu nutzen, können Sie das gesamte Potenzial der Pflanzen erschließen. Sie schaffen Zubereitungen, die Sie auf Ihrem Weg zu natürlichem Wohlbefinden begleiten. Die Kräuterkunde ist sowohl eine Kunst als auch eine Wissenschaft, und diese Instrumente sind die Schlüssel, die Ihnen die Tür zu einer Welt öffnen, in der Natur und Gesundheit auf die reinste und effektivste Weise miteinander verbunden sind.

Vorsichtsmaßnahmen: Sicherheit und Gegenanzeigen

Die Kräuterkunde, so natürlich und in jahrtausendealten Praktiken verwurzelt sie auch ist, birgt dennoch Risiken. Wie bei jeder Behandlung sollte der Einsatz von Heilpflanzen mit Bedacht und Sachkenntnis erfolgen. Es ist essenziell zu verstehen, dass die Natur, so wohltuend sie auch sein mag, unerwünschte Wirkungen hervorrufen kann, wenn Pflanzen nicht richtig verwendet werden. Mein Ziel ist es, Sie anzuleiten, damit Ihre Praxis der Kräuterkunde nicht nur wirksam, sondern vor allem sicher ist.

Die erste goldene Regel in der Kräuterkunde lautet: **Halten Sie sich an die Dosierung**. Jede Pflanze enthält Wirkstoffe, die in der richtigen Menge wohltuend sein können, aber in Überdosierung toxisch wirken. Beispielsweise ist Arnika, bekannt für ihre entzündungshemmenden Eigenschaften bei äußerer Anwendung, gefährlich, wenn sie in hohen Dosen innerlich eingenommen wird. Es ist daher unerlässlich, sich genau über die empfohlenen Dosierungen jeder Pflanze zu informieren und diese niemals zu überschreiten. Beim Zubereiten von Tees, Abkochungen oder Tinkturen sollten Sie Rezepte und Empfehlungen stets sorgfältig befolgen.

Ein weiterer wichtiger Punkt ist die Berücksichtigung von **Wechselwirkungen mit konventionellen Medikamenten**. Einige Pflanzen können die Wirkung von

Medikamenten verändern, indem sie sie entweder verstärken oder abschwächen. So ist Johanniskraut, oft wegen seiner stimmungsaufhellenden Wirkung verwendet, bekannt dafür, mit zahlreichen Medikamenten zu interagieren, darunter Blutverdünner, orale Verhütungsmittel und bestimmte Antidepressiva. Diese Wechselwirkungen können die Wirksamkeit des Medikaments verringern oder unerwünschte Nebenwirkungen hervorrufen. Bevor Sie eine pflanzliche Behandlung beginnen, wird dringend empfohlen, einen Arzt oder Apotheker zu konsultieren, insbesondere wenn Sie bereits andere Medikamente einnehmen.

Gegenanzeigen sind ein weiterer zentraler Aspekt. Bestimmte medizinische Bedingungen können die Verwendung bestimmter Pflanzen riskant machen. Schwangere oder stillende Frauen sollten besonders vorsichtig sein. Viele Pflanzen, wie Salbei oder Süßholz, werden während der Schwangerschaft nicht empfohlen, da sie potenziell schädliche Wirkungen auf den Fötus haben können. Ebenso können manche Pflanzen bestehende Erkrankungen verschlimmern. Menschen mit Nierenerkrankungen sollten beispielsweise die langfristige Nutzung bestimmter harntreibender Pflanzen wie Ackerschachtelhalm oder Petersilie vermeiden. Das Bewusstsein für diese Gegenanzeigen ist essenziell, um Komplikationen zu vermeiden.

Allergien sind ein weiterer wichtiger Faktor, den es zu beachten gilt. Wie bei jedem natürlichen Produkt ist es möglich, allergisch auf bestimmte Pflanzen zu reagieren. Allergische Reaktionen können von einfachen Hautreizungen bis hin zu schwerwiegenderen Symptomen wie Atembeschwerden reichen. Bevor Sie eine neue Pflanze verwenden, empfiehlt es sich, einen Hauttest durchzuführen, indem Sie eine kleine Menge der Zubereitung auf eine begrenzte Hautstelle, wie das Handgelenk, auftragen und 24 Stunden abwarten, um auf mögliche Reaktionen zu achten. Zeigt sich keine Reizung oder Rötung, ist die Pflanze wahrscheinlich für Sie geeignet. Dennoch sollten Sie immer auf die Signale Ihres Körpers achten.

Die **Dauer der Anwendung** von Pflanzen ist ebenfalls von Bedeutung. Manche Pflanzen, wie Kamille oder Minze, können bedenkenlos regelmäßig konsumiert werden. Andere hingegen sollten nur über einen begrenzten Zeitraum verwendet werden. Ginseng beispielsweise ist ein starkes Tonikum, dessen langfristige Anwendung jedoch Nebenwirkungen wie Schlaflosigkeit oder Bluthochdruck verursachen kann. Ebenso sollten abführende Pflanzen wie Sennes nicht über einen längeren Zeitraum verwendet werden, da sie zu Abhängigkeit oder Elektrolytstörungen führen können. Die Dauer und Häufigkeit der Nutzung von Pflanzen sollte stets an Ihre individuellen Bedürfnisse und Ihren Gesundheitszustand angepasst werden.

Wenn die Kräuterkunde mit Sorgfalt und Verantwortung praktiziert wird, kann sie eine unschätzbare Quelle für gesundheitliche Vorteile sein. Indem Sie sich an die Dosierungen halten, mögliche Wechselwirkungen und Gegenanzeigen berücksichtigen und auf allergische Reaktionen achten, können Sie Heilpflanzen sicher verwenden. So können Körper und Geist die Vorzüge der Natur in einem sicheren und respektvollen Rahmen voll ausschöpfen.

TEIL 2: ENTDECKUNG DER HEILPFLANZEN

4. DIE HEILPFLANZEN DES ALLTAGS

Unverzichtbare Pflanzen der Kräuterkunde: Kamille, Minze, Lavendel und mehr

Im weiten Feld der Kräuterkunde stechen einige Pflanzen durch ihre Vielseitigkeit und Wirksamkeit hervor. Sie sind die Säulen, auf die sich jeder Kräuterkundige – ob Anfänger oder Experte – verlassen kann, um alltägliche Bedürfnisse in Bezug auf Gesundheit und Wohlbefinden zu erfüllen. Diese essenziellen Pflanzen haben die Jahrhunderte überdauert, wurden von unseren Vorfahren wegen ihrer unzähligen Vorteile geschätzt und spielen auch heute noch eine zentrale Rolle in unserem natürlichen Gesundheitsansatz.

Ob Sie nervöse Anspannung lindern, Verdauungsbeschwerden beheben oder Ihr Immunsystem stärken möchten – diese Pflanzen sind wertvolle Helfer. Einfach anzuwenden, lassen sie sich mühelos in den Alltag integrieren, sei es als Tee, Aufguss, ätherisches Öl oder durch äußerliche Anwendung. In diesem Abschnitt stelle ich Ihnen die unverzichtbaren Heilpflanzen der Kräuterkunde vor: Kamille, Minze, Lavendel, Thymian und Rosmarin. Jede dieser Pflanzen hat spezifische

Eigenschaften, die bei richtiger Anwendung Ihre Lebensqualität erheblich verbessern können.

1. Kamille: Die Beruhigende schlechthin

Die Kamille ist wohl eine der bekanntesten und beliebtesten Heilpflanzen. Ihre kleinen, gänseblümchenähnlichen Blüten bergen ein wahres Schatzkästchen an Vorteilen. Vor allem für ihre beruhigenden Eigenschaften geschätzt, ist Kamille ideal, um nervöse Spannungen zu lösen und einen erholsamen Schlaf zu fördern. Eine Tasse Kamillentee vor dem Zubettgehen ist ein einfaches, aber wirksames Ritual für alle, die unter Schlaflosigkeit oder leichter Angst leiden. Doch Kamille kann mehr: Sie hilft auch bei Verdauungsbeschwerden, insbesondere bei stressbedingten Magenschmerzen. Ihre entzündungshemmenden Eigenschaften machen sie zudem zu einer wertvollen Hilfe bei Hautreizungen, wenn sie äußerlich als Kompresse oder in Form von eingelegtem Öl angewendet wird.

2. Minze: Die erfrischende Alleskönnerin

Minze ist ein unverzichtbarer Bestandteil der Kräuterkunde mit ihrem frischen Duft und ihren zahlreichen positiven Wirkungen. Ob zur Unterstützung der Verdauung, für frischen Atem oder zur Linderung von Übelkeit – Minze ist eine vielseitige Pflanze, die immer griffbereit sein sollte. Als Tee hilft sie, Blähungen und Bauchkrämpfe zu lindern, dank ihrer krampflösenden Eigenschaften. Sie wirkt auch belebend und kann bei vorübergehender Müdigkeit helfen. Eine einfache Tasse Pfefferminztee kann den Geist erfrischen und gleichzeitig das Verdauungssystem harmonisieren. Zudem ist ätherisches Pfefferminzöl, verdünnt und äußerlich aufgetragen, bekannt dafür, Kopfschmerzen, insbesondere Migräne, zu lindern.

3. Lavendel: Harmonie für Körper und Geist

Symbol der Provence, ist Lavendel weit mehr als nur ein betörender Duft. Dank seiner entspannenden und ausgleichenden Eigenschaften ist er eine unverzichtbare Pflanze, um Körper und Geist zu beruhigen. Die Inhalation von Lavendel, sei es durch ätherisches Öl oder durch Zugabe einiger Tropfen in ein warmes Bad, hilft, Stress abzubauen, die Nerven zu beruhigen und einen tiefen Schlaf zu fördern. Körperlich ist Lavendel ein hervorragendes natürliches Antiseptikum. Ein Lavendelaufguss kann zur Desinfektion kleiner Schnittwunden und Verbrennungen verwendet werden, während sein ätherisches Öl bei Insektenstichen und Hautentzündungen Linderung verschafft. Lavendel harmonisiert, balanciert und vermittelt ein Gefühl von umfassendem Wohlbefinden.

4. Thymian: Der Hüter Ihrer Immunität

Thymian ist eine robuste und aromatische Pflanze, die für ihre antiseptischen und immunstimulierenden Eigenschaften bekannt ist. In der kalten Jahreszeit ist ein Thymianaufguss ein hervorragendes Mittel, um Atemwegsinfektionen vorzubeugen und Husten zu lindern. Dank seiner phenolischen Verbindungen wirkt Thymian wie ein natürlicher Schutzschild gegen Keime und Viren. Darüber hinaus fördert er die Verdauung, insbesondere nach schweren oder reichhaltigen Mahlzeiten. Als Gurgellösung hilft er, Halsschmerzen und Entzündungen im Mundraum zu lindern. Thymian ist wahrhaftig eine

schützende Pflanze, die regelmäßig angewendet Kraft und
Vitalität schenkt.

5. Rosmarin: Das Elixier für Gedächtnis und Durchblutung

Rosmarin ist weit mehr als nur ein Küchengewürz; er ist
auch ein Stimulans für Geist und Körper. Seine Blätter,
reich an Antioxidantien, fördern die Durchblutung und
regen das Gedächtnis an. Ein Rosmarinaufguss kann helfen,
den Geist zu klären, die Konzentration zu verbessern und
mentale Müdigkeit zu bekämpfen. Darüber hinaus ist
Rosmarin hervorragend geeignet, um Muskel- und
Gelenkschmerzen zu lindern, wenn er als eingelegtes Öl
oder Balsam aufgetragen wird. Er belebt den Körper, stärkt
den Geist und ist perfekt für alle, die wach und aktiv durch
den Tag gehen möchten.

Pflanzen für die Verdauung: Beispiele und Anwendungen

Das Verdauungssystem spielt eine zentrale Rolle für
unser allgemeines Wohlbefinden. Es ist nicht nur dafür
verantwortlich, Nahrung zu zersetzen und essentielle
Nährstoffe zu gewinnen, sondern auch für die
Ausscheidung von Abfallstoffen. Gleichzeitig beeinflusst es
direkt unser Energieniveau und unsere emotionale
Verfassung. Wenn die Verdauung gestört ist, kann dies eine
Kaskade von Unannehmlichkeiten auslösen – von
einfachen Blähungen bis hin zu ernsteren Beschwerden wie
Verstopfung oder Gastritis. Glücklicherweise stellt uns die
Natur eine Vielzahl von Pflanzen zur Verfügung, die bei
richtiger Anwendung beruhigend, stärkend und
ausgleichend auf das Verdauungssystem wirken können.

Fenchel: Der Helfer für eine leichte Verdauung

Der Fenchel (*Foeniculum vulgare*) ist eine Pflanze mit einer langen Geschichte der medizinischen Nutzung. Bereits in der Antike wurde er von Griechen und Römern wegen seiner verdauungsfördernden 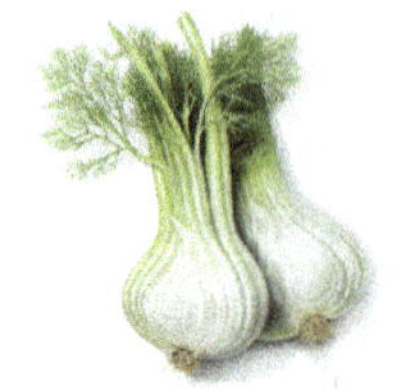 Eigenschaften geschätzt. Seine kleinen, aber kraftvollen Samen enthalten aromatische Verbindungen mit karminativen Eigenschaften – das bedeutet, sie helfen, die Bildung von Gasen im Darm zu reduzieren und lindern so Blähungen und Flatulenzen.

Fencheltee: Um die Vorteile des Fenchels zu nutzen, können Sie einen einfachen Tee zubereiten. Zerstoßen Sie leicht einen Teelöffel Fenchelsamen, um die ätherischen Öle freizusetzen, und übergießen Sie sie mit kochendem Wasser. Lassen Sie den Tee 10 bis 15 Minuten ziehen, bevor Sie ihn abseihen und genießen. Dieser Tee, insbesondere nach einer reichhaltigen Mahlzeit, erleichtert die Verdauung und fördert ein angenehmes Bauchgefühl.

Weitere Anwendungen: Neben der Zubereitung von Tees können Fenchelsamen auch direkt nach einer Mahlzeit gekaut werden, um den Atem zu erfrischen und die Verdauung anzuregen. Darüber hinaus ist Fenchel eine ausgezeichnete Ergänzung zu Gerichten, insbesondere solchen mit Fisch oder in Salaten, wo er eine milde, anisartige Note hinzufügt und die Verdauung anderer Zutaten erleichtert.

Melisse: Die sanfte Unterstützung

Die Melisse (*Melissa officinalis*), oft wegen ihres leicht zitronigen Dufts Zitronenmelisse genannt, ist bekannt für ihre beruhigenden und krampflösenden Eigenschaften. Sie ist besonders hilfreich bei nervös bedingten Verdauungsproblemen, bei 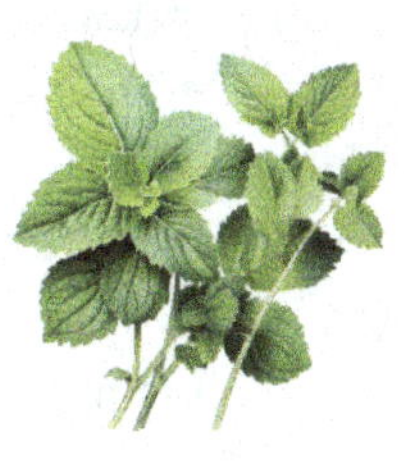 denen Stress oder Angst Bauchkrämpfe, Übelkeit oder Appetitlosigkeit auslösen.

Melissentee: Für die Zubereitung eines Tees nehmen Sie einen Esslöffel getrocknete (oder eine Handvoll frische) Melissenblätter und übergießen sie mit heißem Wasser. Lassen Sie den Tee 10 bis 15 Minuten zugedeckt ziehen. Dieser Tee ist ideal am Abend nach dem Abendessen, um den Magen zu beruhigen und den Körper auf einen ruhigen Schlaf vorzubereiten.

Weitere Anwendungen: Melisse lässt sich hervorragend mit anderen beruhigenden Pflanzen wie Kamille oder Eisenkraut kombinieren und ergibt harmonische Mischungen, die über den Tag hinweg genossen werden können, um die Verdauung zu fördern. In der Küche verleihen frische Melissenblätter Obstsalaten oder Desserts eine erfrischende, leichte Note.

Ingwer: Der verdauungsfördernde Tonikum

Ingwer (*Zingiber officinale*) ist eine der am besten erforschten und anerkannten Pflanzen für die Verdauung. Ursprünglich aus Asien stammend, wird er seit Tausenden von Jahren zur Anregung der Verdauung, Vorbeugung von Übelkeit und Behandlung verschiedener 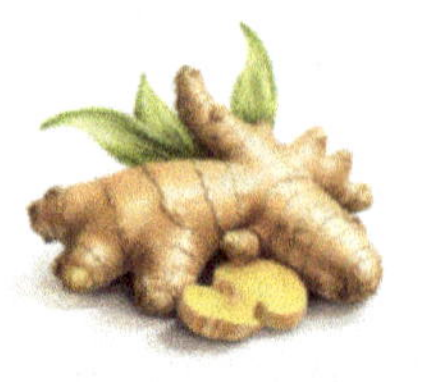 Verdauungsbeschwerden verwendet. Besonders wirksam ist Ingwer bei der Anregung der Magensaftproduktion, was eine schnellere und effektivere Verdauung der Nahrung unterstützt.

Ingwer-Abkochung: Schneiden Sie etwa ein Zentimeter frische Ingwerwurzel in dünne Scheiben und geben Sie sie in eine Tasse Wasser. Bringen Sie das Wasser zum Kochen und lassen Sie es 10 bis 15 Minuten köcheln. Abseihen und heiß genießen. Diese Abkochung wärmt den Magen, besonders im Winter, und lindert Übelkeit – sei es durch Reisekrankheit, Schwangerschaft oder Verdauungsstörungen.

Weitere Anwendungen: Frischer Ingwer kann in der Küche gerieben und in eine Vielzahl von Gerichten integriert werden, von Pfannengerichten bis zu Suppen und Marinaden. Seine wärmenden und anregenden Eigenschaften verbessern nicht nur den Geschmack, sondern erleichtern auch die Verdauung anderer Zutaten. Kandierter Ingwer ist zudem eine köstliche Möglichkeit, von seinen Vorteilen zu profitieren, und verleiht Ihrem Tag eine süß-würzige.

Kombinationen und praktische Rezepte

Um die Vorteile dieser Pflanzen zu maximieren, ist es oft sinnvoll, sie zu kombinieren. Hier sind einige einfache Rezepte, die Sie in Ihre tägliche Routine integrieren können:

- **Beruhigender Melisse-Fenchel-Tee**: Mischen Sie einen Teelöffel zerstoßene Fenchelsamen mit einem Esslöffel getrockneter Melissenblätter. Übergießen Sie die Mischung mit einer Tasse kochendem Wasser und lassen Sie sie 10 bis 15 Minuten ziehen. Dieses Getränk ist ideal, um Blähungen und Krämpfe zu lindern und gleichzeitig den Geist nach einem stressigen Tag zu beruhigen.

- **Wärmende Ingwer-Minz-Dekokt**: Bereiten Sie eine Ingwer-Dekokt wie zuvor beschrieben zu und geben Sie am Ende der Kochzeit eine Handvoll frische Minzblätter hinzu. Lassen Sie die Mischung noch 5 Minuten ziehen, bevor Sie sie abseihen. Dieses tonisierende Getränk ist perfekt, um die Verdauung nach einem schweren Essen zu unterstützen oder morgendlicher Übelkeit vorzubeugen.

- **Verdauungsöl mit Fenchel und Ingwer**: Für eine beruhigende Bauchmassage mischen Sie Fenchelsamen und Ingwerscheiben mit süßem Mandelöl. Lassen Sie die Mischung eine Woche lang an einem sonnigen Ort ziehen und seihen Sie sie dann ab. Massieren Sie Ihren Bauch sanft in kreisenden Bewegungen mit diesem Öl, um Verdauungsbeschwerden zu lindern und die Verdauung anzuregen.

Diese Pflanzen bieten einfache, aber effektive Lösungen zur Unterstützung Ihres Verdauungssystems. Mit ihren vielseitigen Eigenschaften helfen sie nicht nur, häufige Beschwerden wie Blähungen oder Übelkeit zu vermeiden, sondern fördern auch die allgemeine Funktionalität Ihres Verdauungssystems. Durch die Kombination ihrer Stärken in Tees, Dekokten oder äußerlichen Anwendungen schaffen Sie eine natürliche und zugängliche Grundlage für Ihre Verdauungsgesundheit.

Pflanzen für das Immunsystem: Ihre natürliche Abwehr stärken

Das Immunsystem ist unser Schutzschild gegen Infektionen und Krankheiten. Es arbeitet still im Hintergrund und erkennt und neutralisiert Krankheitserreger wie Viren, Bakterien und Pilze. Doch Stress, Müdigkeit oder eine schlechte Ernährung können dieses komplexe System schwächen. Um es zu unterstützen und seine Abwehrkräfte zu stärken, stellt uns die Natur immunstimulierende Pflanzen zur Verfügung, die dem Körper helfen, sich besser zu schützen. Hier stellen wir drei unverzichtbare Pflanzen vor, um Ihr Immunsystem zu stärken: Echinacea, Thymian und Astragalus.

Echinacea: Die Unterstützung gegen Infektionen

Die Echinacea (*Echinacea purpurea*) ist eine der bekanntesten Pflanzen zur Stärkung des Immunsystems. Ursprünglich in Nordamerika beheimatet, wurde sie von den Ureinwohnern zur Behandlung von Infektionen und Wunden eingesetzt. Heute ist die Echinacea für ihre immunstimulierenden Eigenschaften anerkannt, insbesondere ihre Fähigkeit, die Produktion von weißen Blutkörperchen zu fördern – den Schlüsselzellen im Kampf gegen Infektionen.

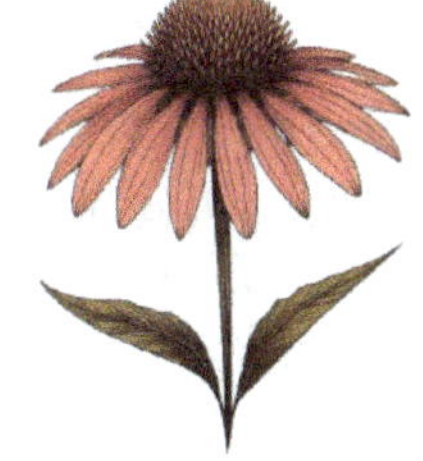

Echinacea-Tee: Für die Zubereitung eines Echinacea-Tees verwenden Sie einen Esslöffel getrocknete Wurzeln oder zwei Esslöffel getrocknete oberirdische Pflanzenteile (Blüten und Blätter). Übergießen Sie diese mit einer Tasse kochendem Wasser, decken Sie die Tasse ab und lassen Sie den Tee 10 bis 15 Minuten ziehen. Trinken Sie diesen Tee vorbeugend in der kalten Jahreszeit oder bei den ersten Anzeichen einer Infektion. Er kann helfen, die Dauer und Schwere von Erkältungs- und Grippesymptomen zu reduzieren.

Echinacea-Tinktur: Für eine konzentriertere Anwendung können Sie Echinacea-Tinktur verwenden. Nehmen Sie 20 bis 30 Tropfen in etwas Wasser, dreimal täglich, sobald die ersten Symptome einer Infektion auftreten. Dies hilft, die Abwehrkräfte des Körpers schnell zu mobilisieren.

Thymian: Das natürliche Antiseptikum

Der Thymian (*Thymus vulgaris*), eine aromatische Pflanze, die oft in der Küche verwendet wird, ist auch ein mächtiger Verbündeter des Immunsystems. Er ist reich an phenolischen Verbindungen wie Thymol und Carvacrol, die antiseptische und antivirale 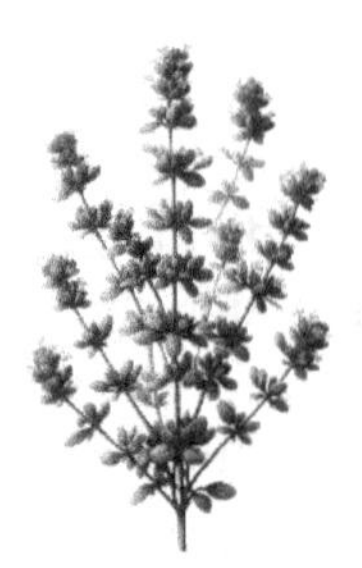 Eigenschaften besitzen. Besonders wirksam ist Thymian bei der Behandlung von Atemwegsinfektionen wie Erkältungen, Bronchitis und Halsschmerzen.

Thymiantee: Für die Zubereitung eines Thymiantees geben Sie einen Esslöffel getrocknete Thymianblätter in eine Tasse kochendes Wasser und lassen Sie den Tee 10 Minuten ziehen. Trinken Sie ihn warm, um die Kehle zu beruhigen, die Atemwege zu befreien und Ihr Immunsystem zu stärken. Thymian kann schon bei den ersten Anzeichen einer Erkältung eingenommen werden, um eine Verschlimmerung der Symptome zu verhindern.

Thymian-Gurgellösung: Bei Halsschmerzen kann eine konzentrierte Thymian-Infusion zum Gurgeln sehr effektiv sein. Bereiten Sie eine starke Infusion zu, indem Sie zwei Esslöffel Thymian auf eine Tasse Wasser verwenden. Lassen Sie sie leicht abkühlen und gurgeln Sie mehrmals täglich, um die Kehle zu desinfizieren und Entzündungen zu lindern.

Astragalus: Der immunstärkende Tonikum

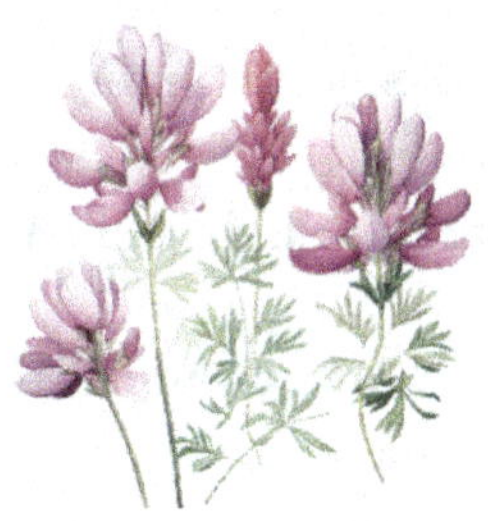

Der Astragalus (*Astragalus membranaceus*), eine adaptogene Pflanze aus China, wird seit Jahrtausenden in der traditionellen chinesischen Medizin genutzt, um das *Qi* – die Lebensenergie – zu stärken. Astragalus ist besonders bekannt für seine Fähigkeit, das Immunsystem langfristig zu stärken und die allgemeine Widerstandsfähigkeit des Körpers gegenüber Infektionen zu erhöhen. Im Gegensatz zur Echinacea, die vor allem kurzfristig eingesetzt wird, kann Astragalus vorbeugend über mehrere Wochen oder Monate eingenommen werden.

Astragalus-Dekokt: Für eine Astragalus-Dekokt geben Sie zwei Esslöffel getrocknete Astragalus-Wurzeln in einen Liter Wasser. Bringen Sie die Mischung zum Kochen und lassen Sie sie dann bei niedriger Hitze 30 bis 45 Minuten köcheln. Diese Dekokt kann täglich während der kalten Jahreszeit konsumiert werden, um die Immunität zu stärken und Infektionen vorzubeugen.

In der Küche: Astragalus kann auch in Suppen und Eintöpfe integriert werden. Fügen Sie einige Scheiben der Wurzel zu Ihrem Eintopf oder Ihrer Brühe hinzu, um eine tonisierende Wirkung zu erzielen. Diese traditionelle Methode ermöglicht es, die Vorteile der Pflanze zu nutzen und gleichzeitig den Geschmack Ihrer Gerichte zu bereichern.

Praktische Tipps zur Stärkung Ihrer Immunität im Alltag

Neben der Integration dieser Pflanzen in Ihre Routine können die folgenden Tipps helfen, ihre immunstimulierenden Eigenschaften optimal zu nutzen:

- **Vorbeugende Kuren**: Um Ihr Immunsystem zu stärken, planen Sie präventive Kuren. Zum Beispiel kann eine dreiwöchige Echinacea-Kur zu Beginn des Herbstes Ihren Körper auf die Wintermonate vorbereiten. Ebenso kann eine Astragalus-Kur über mehrere Wochen helfen, saisonale Infektionen zu vermeiden.

- **Abwechslung und Kombination der Pflanzen**: Es kann vorteilhaft sein, diese Pflanzen abzuwechseln oder zu kombinieren, um einen synergistischen Effekt zu erzielen. Beispielsweise können Sie den Tag mit einer Astragalus-Dekokt beginnen, am Nachmittag einen Thymiantee trinken und den Abend mit einer Echinacea-Infusion abschließen. Diese Herangehensweise stimuliert verschiedene Aspekte Ihres Immunsystems.

- **Hören Sie auf Ihren Körper**: Reagieren Sie auf die ersten Anzeichen einer Erkältung sofort. Eine Tasse Echinacea- oder Thymiantee kann Ihrem Körper den nötigen Schub geben, um die Infektion bereits im Anfangsstadium zu bekämpfen.

Diese Pflanzen sind ein natürlicher Schatz, der Ihnen hilft, Ihre Immunabwehr zu stärken. Wenn Sie sie klug und regelmäßig verwenden, können Sie nicht nur häufige Krankheiten vermeiden, sondern auch Ihre allgemeine Gesundheit fördern. Jede dieser Pflanzen trägt auf einzigartige Weise dazu bei, das Immunsystem zu unterstützen, und gemeinsam bilden sie eine starke Synergie, um Sie das ganze Jahr über gesund zu halten. Indem Sie auf diese natürlichen Heilmittel zurückgreifen, kümmern Sie sich sanft und respektvoll um Ihren Körper und bleiben im Einklang mit den Rhythmen der Natur.

5. Heilpflanzen für mentale und emotionale Gesundheit

Stress und Angst lindern: Pflanzliche Verbündete

In unserer modernen Gesellschaft, in der das schnelle Lebenstempo leicht zu chronischem Stress oder Angst führen kann, ist es wichtig, natürliche Wege zu finden, um den Geist zu beruhigen und Spannungen abzubauen. Heilpflanzen, die seit Jahrhunderten für ihre Fähigkeit bekannt sind, das Nervensystem zu stabilisieren, bieten sanfte und dennoch wirksame Lösungen, um Entspannung und Gelassenheit zu fördern. Hier stelle ich Ihnen drei wesentliche Pflanzen vor, die bei der Linderung von Stress und Angst helfen können: **Baldrian**, **Passionsblume** und **Johanniskraut**.

Baldrian: Die beruhigende Abendhilfe

Baldrian (*Valeriana officinalis*), oft als „Valium der Natur" bezeichnet, ist bekannt für seine starken beruhigenden Eigenschaften. Diese Pflanze, die seit der Antike verwendet wird, ist besonders wirksam bei

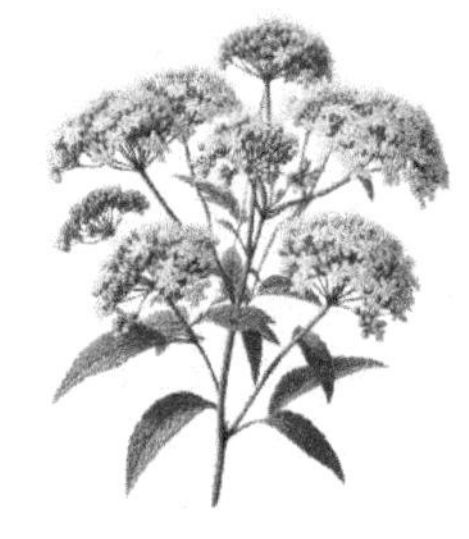

Schlafstörungen und der Linderung von Angstzuständen. Die Baldrianwurzel enthält aktive Verbindungen wie Valepotriate und Valerensäuren, die direkt auf das zentrale Nervensystem wirken, um Unruhe zu reduzieren und tiefe Entspannung zu fördern.

Baldriantee: Für eine Baldrian-Infusion nehmen Sie einen Teelöffel getrocknete Wurzeln und übergießen diese mit einer Tasse kochendem Wasser. Decken Sie die Tasse ab und lassen Sie den Tee 10 bis 15 Minuten ziehen. Diese Infusion, etwa eine Stunde vor dem Schlafengehen konsumiert, beruhigt den Geist und erleichtert das Einschlafen. Sie kann auch bei Nervosität oder akutem Stress hilfreich sein.

Baldrian-Tinktur: Für eine stärkere Wirkung bietet sich eine Baldrian-Tinktur an. Nehmen Sie 20 bis 30 Tropfen in etwas Wasser vor dem Schlafengehen, um eine beruhigende Wirkung zu erzielen und eine erholsame Nacht zu fördern. In geringerer Dosierung kann die Tinktur auch tagsüber verwendet werden, um die Nerven zu beruhigen, ohne übermäßige Schläfrigkeit zu verursachen.

Passionsblume: Die wiedergefundene Gelassenheit

Die Passionsblume (*Passiflora incarnata*), eine Kletterpflanze mit zarten Blüten, wird oft wegen ihrer beruhigenden Wirkung verwendet. Sie ist besonders hilfreich für Menschen, die unter Angstzuständen leiden, die mit 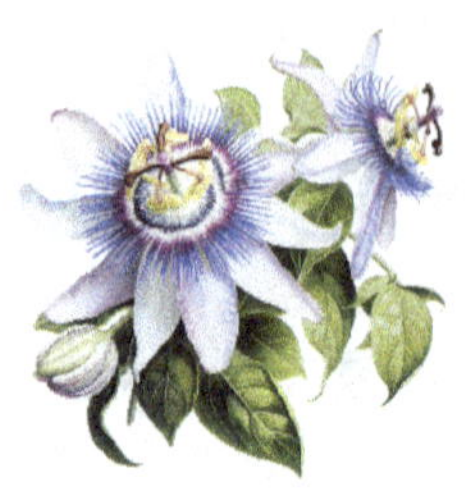 körperlichen Symptomen wie Herzklopfen, Muskelverspannungen oder Reizbarkeit einhergehen. Die in der Passionsblume enthaltenen Alkaloide und Flavonoide wirken synergistisch, indem sie die GABA-Spiegel erhöhen – einen Neurotransmitter, der die neuronale Erregung hemmt und so Ruhe und Entspannung fördert.

Passionsblumentee: Für eine Infusion übergießen Sie einen Esslöffel getrocknete Passionsblumenblätter mit einer Tasse kochendem Wasser, decken die Tasse ab und lassen die Mischung 10 bis 15 Minuten ziehen. Dieser Tee eignet sich hervorragend am Nachmittag oder Abend, um den Stress des Tages abzubauen und den Körper auf einen erholsamen Schlaf vorzubereiten.

Nahrungsergänzungsmittel: Passionsblume ist auch in Form von Nahrungsergänzungsmitteln erhältlich, oft in Kombination mit anderen beruhigenden Pflanzen wie Baldrian oder Hopfen. Diese Präparate können regelmäßig eingenommen werden, um das Nervensystem langfristig zu stabilisieren und Angstzustände zu reduzieren.

Johanniskraut: Der natürliche Stimmungsaufheller

Das Johanniskraut (*Hypericum perforatum*) ist besonders bekannt für seine Wirksamkeit bei der Behandlung leichter bis mittelschwerer Depressionen. Darüber hinaus hilft es, Angst zu reduzieren und die Stimmung zu stabilisieren. Johanniskraut erhöht die Spiegel von Serotonin, Dopamin und Noradrenalin im Gehirn – Neurotransmitter, die mit Wohlbefinden und Stimmungsregulation verbunden sind.

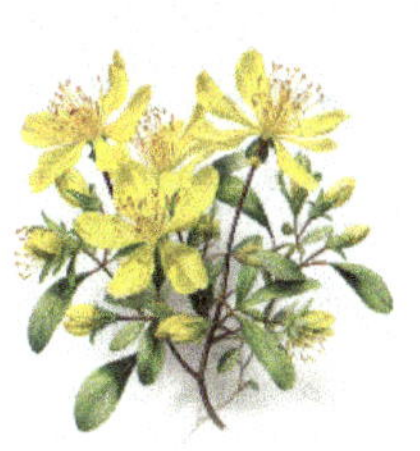

Johanniskrauttee: Für eine Infusion verwenden Sie einen Teelöffel getrocknete Johanniskrautblüten auf eine Tasse kochendes Wasser. Lassen Sie den Tee 10 Minuten ziehen und seihen Sie ihn ab. Dieser Tee kann ein- bis zweimal täglich konsumiert werden, um die Stimmung zu stabilisieren und nervöse Spannungen zu lösen. Beachten Sie jedoch, dass Johanniskraut mit bestimmten Medikamenten interagieren kann, darunter Antidepressiva, orale Kontrazeptiva und Blutverdünner.

Johanniskrautpräparate: In Form von Kapseln oder Tabletten wird Johanniskraut oft über mehrere Wochen hinweg eingenommen, um die Stimmung zu stabilisieren und Angstzustände zu reduzieren. Es ist wichtig, die empfohlene Dosierung der Präparate einzuhalten und eine längere Sonnenexposition während der Einnahme zu vermeiden, da Johanniskraut die Lichtempfindlichkeit der Haut erhöhen kann.

Tipps für eine optimale Anwendung

Um das Beste aus den vorgestellten Heilpflanzen herauszuholen, ist es wichtig, sie sinnvoll in den Alltag zu integrieren. Hier sind einige Empfehlungen:

- **Gezielte Kuren**: Bei chronischem Stress kann eine zwei- bis dreiwöchige Kur mit Baldrian oder Passionsblume hilfreich sein. Trinken Sie täglich Aufgüsse oder verwenden Sie Tinkturen, um Ihr Nervensystem wieder ins Gleichgewicht zu bringen. Johanniskraut wirkt durch seinen kumulativen Effekt besonders gut, wenn es über einen längeren Zeitraum – in der Regel sechs bis acht Wochen – eingenommen wird.

- **Pflanzenkombinationen**: Für einen synergistischen Effekt kombinieren Sie verschiedene Pflanzen. Eine abendliche Infusion aus Passionsblume und Baldrian kann eine starke beruhigende Wirkung entfalten, während eine Johanniskraut-Kur tagsüber die Stimmung langfristig stabilisiert.

- **Hören Sie auf Ihren Körper**: Achten Sie darauf, wie Ihr Körper auf die Pflanzen reagiert. Wenn Sie schnell eine Verbesserung Ihrer Stress- oder Angstsymptome feststellen, passen Sie die Dosen oder die Häufigkeit der Anwendung an. Ziel ist es, eine nachhaltige Gelassenheit zu erreichen, ohne auf übermäßige Dosierungen angewiesen zu sein.

Diese Pflanzen bieten natürliche und wirksame Lösungen zur Linderung von Stress und Angst. Bei regelmäßiger und achtsamer Anwendung helfen sie nicht nur, akute Symptome zu lindern, sondern auch Ihre Widerstandsfähigkeit gegenüber alltäglichen Belastungen zu stärken. Ob als Tee, Tinktur oder Nahrungsergänzungsmittel – diese pflanzlichen Verbündeten begleiten Sie auf Ihrem Weg zu innerer Ruhe und Ausgeglichenheit im Einklang mit der Weisheit der Natur.

Pflanzen für besseren Schlaf

Schlaf ist ein zentraler Pfeiler unseres Wohlbefindens und essenziell für unsere körperliche und mentale Gesundheit. Dennoch haben viele von uns Schwierigkeiten, einzuschlafen, einen erholsamen Schlaf aufrechtzuerhalten oder nächtliche Wachphasen zu vermeiden. Glücklicherweise bietet die Natur sanfte und wirksame Lösungen, um die Schlafqualität zu verbessern.

In diesem Abschnitt stellen wir drei unverzichtbare Pflanzen vor, die den Schlaf fördern können: **Kamille**, **Melisse** und **Lavendel**. Diese für ihre beruhigenden Eigenschaften bekannten Pflanzen lassen sich leicht in Ihre Abendroutine integrieren, um ein entspanntes Einschlafen und einen tiefen Schlaf zu fördern.

Kamille: Sanfte Unterstützung für Ihren Schlaf

Die Kamille (*Matricaria chamomilla*) zählt zu den bekanntesten Pflanzen, um die Schlafqualität zu verbessern. Dank ihrer beruhigenden Eigenschaften hilft sie, Ängste zu reduzieren und Spannungen zu lösen – ideal für Menschen, die 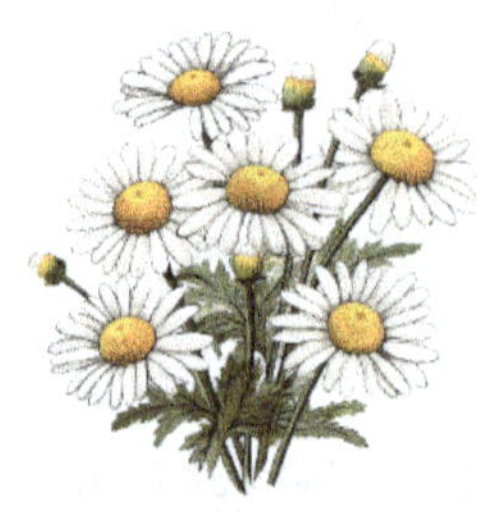 Schwierigkeiten haben, einzuschlafen. Die Kamille wirkt hauptsächlich, indem sie die Muskeln entspannt und das Nervensystem beruhigt, was eine entspannte Atmosphäre schafft, die den Schlaf begünstigt.

Kamillenaufguss: Um die Vorteile der Kamille voll auszuschöpfen, bereiten Sie einen Aufguss zu, indem Sie ein bis zwei Teelöffel getrocknete Kamillenblüten mit einer Tasse heißem Wasser übergießen. Lassen Sie den Tee 10 bis 15 Minuten ziehen und trinken Sie ihn etwa 30 Minuten vor dem Schlafengehen. Dieser Aufguss fördert nicht nur das Einschlafen, sondern auch einen tiefen und erholsamen Schlaf.

Kamillenbad: Ein Kamillenbad vor dem Zubettgehen verstärkt die beruhigende Wirkung noch weiter. Bereiten Sie einen konzentrierten Aufguss vor und geben Sie ihn in Ihr warmes Badewasser. Dieses Ritual hilft nicht nur, den Geist zu entspannen, sondern auch die Muskeln zu lockern, und schafft so eine ideale Atmosphäre für einen ruhigen Schlaf.

Melisse: Die wiedergewonnene Ruhe

Die Melisse (*Melissa officinalis*) ist eine Pflanze mit beruhigenden und krampflösenden Eigenschaften, die besonders bei stress- oder angstbedingten Schlafstörungen wirksam ist. Neben ihrer entspannenden Wirkung auf das Nervensystem hebt die Melisse die Stimmung, was besonders 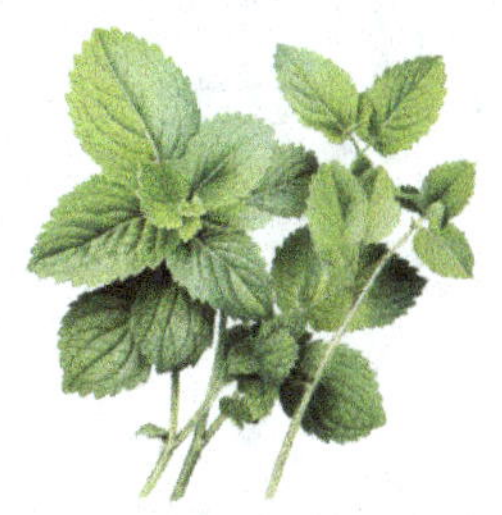 hilfreich sein kann, wenn Sorgen oder kreisende Gedanken das Einschlafen erschweren. Sie beruhigt den Geist und entspannt den Körper, sodass ein natürlicher Schlaf leichter fällt.

Melissentee: Für einen Melissentee übergießen Sie einen Esslöffel getrockneter Melissenblätter mit einer Tasse heißem Wasser, decken die Tasse ab und lassen den Tee 10 Minuten ziehen. Trinken Sie diesen Tee eine Stunde vor dem Schlafengehen, um den Geist zu beruhigen und kreisende Gedanken zu lindern.

Nahrungsergänzungsmittel: Melisse ist auch in Form von Kapseln oder flüssigen Extrakten erhältlich, oft in Kombination mit anderen beruhigenden Pflanzen. Diese Präparate können kurweise eingenommen werden, um bei längerem Stress den Schlafrhythmus wiederherzustellen.

Lavendel: Der Duft der Gelassenheit

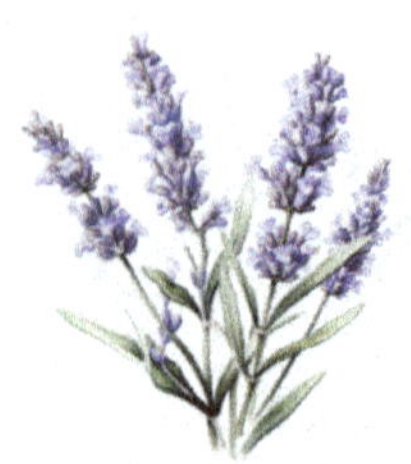

Der Lavendel (*Lavandula angustifolia*) ist nicht nur für seinen betörenden Duft bekannt, sondern auch für seine starken beruhigenden Eigenschaften. In der Aromatherapie und der Phytotherapie hilft Lavendel, das Nervensystem zu beruhigen und einen tiefen, erholsamen Schlaf zu fördern. Er ist besonders wirksam bei Schlaflosigkeit und nächtlichem Erwachen, da er den Geist beruhigt und eine schlaffördernde Umgebung schafft. Darüber hinaus hat Lavendel leichte antidepressive Eigenschaften, die die Stimmung heben und schlafbezogene Ängste reduzieren können.

Lavendeltee: Für einen entspannenden Tee geben Sie einen Teelöffel getrockneter Lavendelblüten in eine Tasse kochendes Wasser. Lassen Sie den Tee 5 bis 10 Minuten ziehen und seihen Sie ihn ab. Das Trinken dieser Infusion vor dem Schlafengehen beruhigt die Nerven und bereitet den Körper auf einen erholsamen Schlaf vor.

Aromatherapie mit ätherischem Lavendelöl: Lavendelöl ist eines der beliebtesten ätherischen Öle, um den Schlaf zu fördern. Geben Sie einige Tropfen Lavendelöl in einen Diffusor und lassen Sie diesen etwa eine Stunde vor dem Schlafengehen in Ihrem Schlafzimmer laufen. Der sanfte und beruhigende Duft schafft eine entspannte Atmosphäre, die einen tiefen Schlaf begünstigt.

Praktische Rezepte für eine ruhige Nacht

Hier sind einige einfache Rezepte, um diese Pflanzen in Ihre Abendroutine einzubauen und ihre Vorteile zu maximieren:

- **Abendlicher Kräutertee mit drei Pflanzen**: Mischen Sie zu gleichen Teilen Kamillenblüten, Melissenblätter und Lavendelblüten. Geben Sie einen Esslöffel dieser Mischung in eine Tasse kochendes Wasser, lassen Sie den Tee 10 Minuten ziehen und trinken Sie ihn etwa 30 Minuten vor dem Schlafengehen. Diese Kombination entspannt Körper und Geist vollständig und erleichtert ein schnelles Einschlafen sowie einen durchgehenden Schlaf.

- **Lavendelkissenspray**: Für ein beruhigendes Kissenspray mischen Sie 10 Tropfen ätherisches Lavendelöl mit 50 ml destilliertem Wasser. Füllen Sie die Mischung in eine Sprühflasche und sprühen Sie sie leicht auf Ihr Kopfkissen, bevor Sie schlafen gehen. Das Einatmen von Lavendel während der Nacht unterstützt die Entspannung und beugt nächtlichem Aufwachen vor.

- **Entspannendes Bad mit Melisse und Kamille**: Bereiten Sie einen konzentrierten Aufguss mit zwei Handvoll Melissenblättern und Kamillenblüten vor. Geben Sie diesen Aufguss in Ihr warmes Badewasser und baden Sie etwa 20 Minuten vor dem Schlafengehen. Dieses entspannende Bad hilft, müde Muskeln zu lockern und den Geist zu beruhigen, sodass ideale Voraussetzungen für einen tiefen und erholsamen Schlaf geschaffen werden.

Tipps zur Integration dieser Pflanzen in Ihre Abendroutine

Um die wohltuenden Effekte dieser Pflanzen zu maximieren, finden Sie hier einige praktische Ratschläge:

Regelmäßigkeit: Trinken Sie regelmäßig Kamillen-, Melissen- oder Lavendeltee, idealerweise jeden Abend. Dies hilft Ihrem Körper, diese Pflanzen mit Entspannung und Schlaf zu assoziieren. Eine konstante Routine trainiert Ihren Körper darauf, sich leichter zu entspannen.

Schlaffördernde Umgebung: Schaffen Sie eine entspannende Atmosphäre in Ihrem Schlafzimmer. Verwenden Sie Lavendelöl in einem Diffusor, dimmen Sie das Licht und achten Sie darauf, dass der Raum kühl und gut belüftet ist. Diese kleinen Gewohnheiten, kombiniert mit den Vorteilen der Pflanzen, fördern ein schnelles Einschlafen und eine bessere Schlafqualität.

Hören Sie auf Ihren Körper: Achten Sie darauf, wie Ihr Körper auf verschiedene Pflanzen reagiert. Wenn eine bestimmte Pflanze für Sie besonders effektiv ist, integrieren Sie sie verstärkt in Ihre Routine. Jeder Mensch reagiert anders, daher ist es wichtig, die Kombination zu finden, die für Sie am besten funktioniert.

Durch die sorgfältige und regelmäßige Anwendung dieser Pflanzen können Sie Ihre Abendroutine in ein echtes Entspannungsritual verwandeln. Kamille, Melisse und Lavendel in Ihren Alltag zu integrieren, gibt Ihrem Körper und Geist die natürlichen Mittel, sich Nacht für Nacht vollständig zu regenerieren.

Emotionen harmonisieren mit der Kraft der Pflanzen

Emotionen stehen im Zentrum unseres menschlichen Erlebens. Sie formen unsere Wahrnehmung der Welt, beeinflussen unsere Entscheidungen und wirken sich tiefgreifend auf unser mentales und körperliches Wohlbefinden aus.

Wenn unsere Emotionen jedoch aus dem Gleichgewicht geraten – sei es durch Stress, Angst oder Erschöpfung – können sie überwältigend sein und unsere Lebensqualität beeinträchtigen. Zum Glück bietet die Natur Pflanzen mit außergewöhnlichen Eigenschaften, die uns helfen können, unsere Emotionen zu harmonisieren und unsere mentale Gesundheit zu unterstützen.

Unter diesen Pflanzen sind zwei besonders wirksam: Rhodiola und Ashwagandha. Diese Pflanzen helfen nicht nur dabei, Stress zu bewältigen, sondern fördern auch ein ausgeglichenes und widerstandsfähiges Gemüt.

Rhodiola: Stärke durch Balance

Rhodiola (*Rhodiola rosea*) ist eine bemerkenswerte adaptogene Pflanze, die aus den kalten Regionen Europas und Asiens stammt. Seit Jahrhunderten wird sie verwendet, um die körperliche und mentale Widerstandskraft zu stärken. 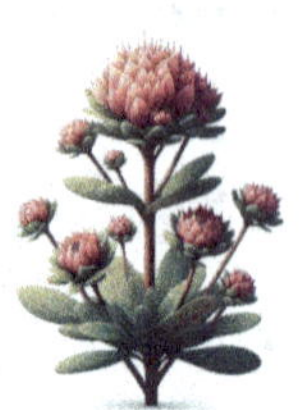 Rhodiola hilft dem Körper, sich an Stress anzupassen, indem sie die Cortisolproduktion – das Stresshormon – reguliert. Besonders für Menschen, die sich von den Anforderungen des Alltags erschöpft fühlen, bietet Rhodiola Unterstützung, um Balance und Energie wiederzufinden.

Rhodiola-Tee: Obwohl Rhodiola oft als Nahrungsergänzungsmittel konsumiert wird, kann sie auch als Tee zubereitet werden. Verwenden Sie einen Teelöffel getrockneter Rhodiola-Wurzel für eine Tasse heißes Wasser, lassen Sie den Tee 15 bis 20 Minuten ziehen und seihen Sie ihn ab. Dieser Tee, am Morgen oder frühen Nachmittag getrunken, hilft, die Belastbarkeit im Alltag zu steigern und wirkt sanft belebend, ohne Nervosität zu verursachen.

Rhodiola-Nahrungsergänzungsmittel: Für eine bequemere Anwendung ist Rhodiola oft in Form von Kapseln oder standardisierten Extrakten erhältlich. Diese Ergänzungsmittel, regelmäßig eingenommen, sind besonders effektiv, um die mentale Ausdauer zu verbessern, stressbedingte Müdigkeit zu verringern und Stimmungsschwankungen auszugleichen. Rhodiola kann auch die Konzentration und das Gedächtnis stärken, was während geistiger Überlastung von Vorteil ist.

Ashwagandha: Verwurzelung für Geist und Seele

Ashwagandha (*Withania somnifera*), eine weitere adaptogene Pflanze, wird in der ayurvedischen Medizin wegen ihrer ausgleichenden und stärkenden Eigenschaften geschätzt. Als "indischer Ginseng" 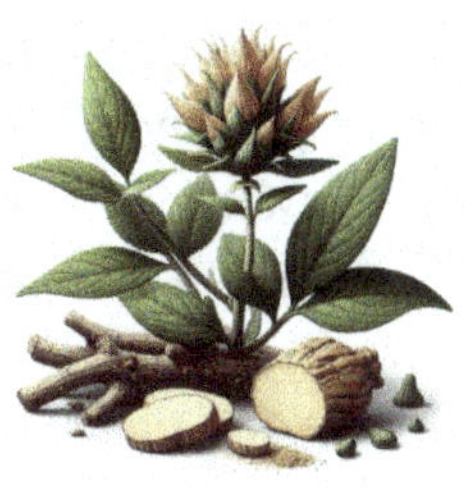 bekannt, hilft Ashwagandha, die Stimmung zu stabilisieren, Angstzustände zu reduzieren und ein Gefühl von Ruhe zu fördern. Sie wirkt, indem sie das endokrine und das Nervensystem reguliert, was dem Körper hilft, besser mit Stress umzugehen, und gleichzeitig die Cortisolproduktion senkt.

Ashwagandha-Tee: Bereiten Sie einen Tee zu, indem Sie einen Teelöffel getrockneter Ashwagandha-Wurzel in eine Tasse kochendes Wasser geben. Lassen Sie den Tee 10 bis 15 Minuten ziehen. Dieser abends konsumierte Tee beruhigt den Geist, fördert die Entspannung und bereitet den Körper auf einen erholsamen Schlaf vor. Besonders Menschen mit intensiver mentaler oder emotionaler Erschöpfung profitieren von Ashwagandha, da sie hilft, ein Gefühl von Stabilität und Erdung zurückzugewinnen.

Ashwagandha-Nahrungsergänzungsmittel: Wie Rhodiola ist Ashwagandha auch als Nahrungsergänzungsmittel erhältlich, oft in Kapselform oder als Pulver. Bei regelmäßiger Einnahme hilft Ashwagandha, die Emotionen zu regulieren, die Stressresistenz zu erhöhen und ein ausgeglichenes, ruhiges Gemüt zu fördern.

Nutzung von Pflanzen für ein ausgeglichenes Gemüt

Diese Pflanzen können, wenn sie bewusst eingesetzt werden, eine Schlüsselrolle beim emotionalen Gleichgewicht spielen. Ob Sie Rhodiola für ihre Fähigkeit wählen, die Resilienz gegenüber Stress zu stärken, oder Ashwagandha für ihre stabilisierende und beruhigende Wirkung – jede dieser Pflanzen bietet einzigartige Unterstützung für Ihr mentales Wohlbefinden.

Kombinationen und Regelmäßigkeit: Je nach Bedarf können Sie mehrere dieser Pflanzen kombinieren, um eine synergetische Wirkung zu erzielen. Zum Beispiel kann eine Kur mit Ashwagandha und Rhodiola besonders effektiv sein, um die mentale Ausdauer zu steigern und gleichzeitig Angstzustände zu reduzieren.

Selbstbeobachtung: Wie bei jedem natürlichen Heilmittel ist es wichtig, auf Ihren Körper und Ihre Bedürfnisse zu hören. Jede Person reagiert unterschiedlich auf Pflanzen, daher kann es notwendig sein, Dosierungen oder die Häufigkeit der Anwendung entsprechend Ihrer Wahrnehmung anzupassen.

Mit diesen pflanzlichen Helfern ist es möglich, Ihre Emotionen zu harmonisieren und Ihre Resilienz gegenüber den Herausforderungen des Alltags zu stärken. Durch die Integration dieser Pflanzen in Ihre Routine können Sie nicht nur Ihre Stimmung stabilisieren, sondern auch Ihr allgemeines mentales Wohlbefinden fördern. Sie helfen Ihnen, die Höhen und Tiefen des Lebens mit mehr Gelassenheit und Stabilität zu meistern. Diese Pflanzen bieten einen sanften und natürlichen Ansatz zur

Unterstützung Ihrer mentalen Gesundheit – im Einklang mit den wohltuenden Kräften der Natur.

6. Pflanzen für Natürliche Schönheit

Hautpflege: Die Geheimnisse der Pflanzen

Unsere Haut, das größte Organ des Körpers, spiegelt nicht nur unsere innere Gesundheit wider, sondern auch unseren Lebensstil. Täglich äußeren Belastungen ausgesetzt, verdient sie besondere Aufmerksamkeit, um gesund, strahlend und ausgeglichen zu bleiben.

Pflanzen, die reich an Nährstoffen, Vitaminen und Antioxidantien sind, bieten natürliche Lösungen zur Pflege und Regeneration der Haut. Hier konzentrieren wir uns auf drei unverzichtbare Pflanzen für die Hautpflege: Aloe Vera, Ringelblume und Hamamelis. Jede dieser Pflanzen hat einzigartige Eigenschaften, die sich leicht in die tägliche Hautpflege integrieren lassen und für jeden Hauttyp geeignet sind.

Aloe Vera: Tiefenwirksame Feuchtigkeit

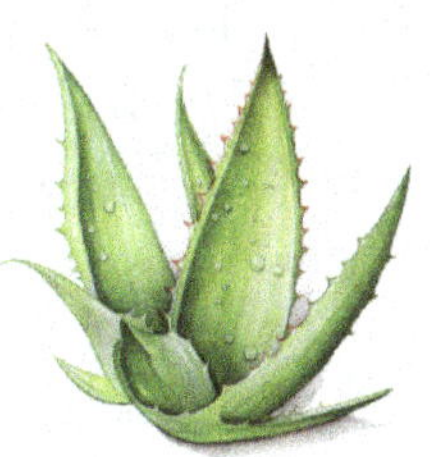

Aloe Vera (*Aloe barbadensis*) ist zweifellos eine der bekanntesten Pflanzen für die Hautpflege. Schon seit der Antike wird sie wegen ihrer feuchtigkeitsspendenden und heilungsfördernden Eigenschaften geschätzt. Das Gel, das aus den fleischigen Blättern der Pflanze gewonnen wird, ist reich an Vitaminen A, C, E und B sowie an Mineralstoffen und Aminosäuren, die für eine tiefgehende Pflege und Ernährung der Haut unerlässlich sind.

Feuchtigkeitsspendende Eigenschaften: Aloe-Vera-Gel ist ein außergewöhnlicher natürlicher Feuchtigkeitsspender. Es dringt schnell in die Haut ein und spendet Feuchtigkeit, ohne einen fettigen Film zu hinterlassen, was es für alle Hauttypen, einschließlich fettiger Haut, ideal macht. Zusätzlich hilft Aloe Vera, den pH-Wert der Haut zu regulieren, Reizungen zu lindern und Rötungen zu reduzieren.

Rezept für eine feuchtigkeitsspendende Lotion: Um eine einfache Feuchtigkeitslotion herzustellen, mischen Sie eine halbe Tasse reines Aloe-Vera-Gel mit einem Esslöffel Kokosöl und ein paar Tropfen ätherischem Lavendelöl. Tragen Sie diese Lotion morgens und abends auf Gesicht und Körper auf, um langanhaltende Feuchtigkeit und beruhigte Haut zu genießen. Diese Lotion ist besonders nach Sonnenexposition oder bei empfindlicher Haut wohltuend.

Ringelblume: Die reparierende Pflanze

Die Ringelblume (*Calendula officinalis*), auch als Calendula bekannt, ist eine Pflanze mit kraftvollen reparierenden und entzündungshemmenden Eigenschaften. Seit Jahrhunderten wird sie zur Behandlung von 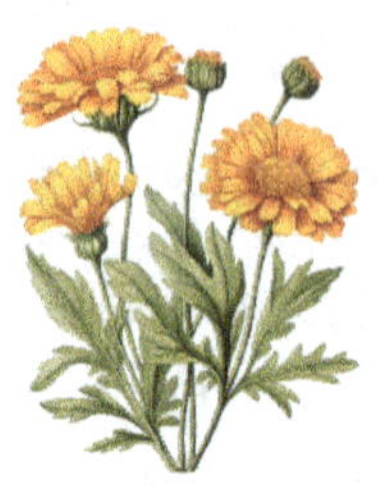 Hautproblemen eingesetzt. Sie ist reich an Flavonoiden, Carotinoiden und Saponinen, die zur Wundheilung beitragen, Reizungen lindern und die Haut revitalisieren.

Beruhigende und heilende Eigenschaften: Die Ringelblume ist besonders wirksam bei empfindlicher oder gereizter Haut. Sie hilft, Entzündungen zu beruhigen, Rötungen zu reduzieren und kleine Wunden oder Hautausschläge zu heilen. Außerdem wird sie zur Behandlung von Sonnenbrand, Ekzemen und Juckreiz verwendet und bietet schnelle und langanhaltende Linderung.

Rezept für einen heilenden Balsam: Um einen heilenden Ringelblumenbalsam herzustellen, schmelzen Sie zwei Esslöffel Bienenwachs mit vier Esslöffeln Mandelöl im Wasserbad. Fügen Sie zwei Esslöffel getrocknete Ringelblumenblüten hinzu und lassen Sie die Mischung 30 Minuten bei niedriger Hitze ziehen. Filtern Sie das Öl und gießen Sie es in ein kleines Glas. Dieser Balsam kann auf gereizte Haut, rissige Stellen oder kleine Schnitte aufgetragen werden, um die Heilung zu fördern und die Haut zu beruhigen.

Hamamelis: Wiederentdeckter Glanz

Hamamelis (*Hamamelis virginiana*) ist eine Pflanze mit adstringierenden und reinigenden Eigenschaften, ideal für Mischhaut und fettige Haut. Reich an Tanninen und Antioxidantien, hilft 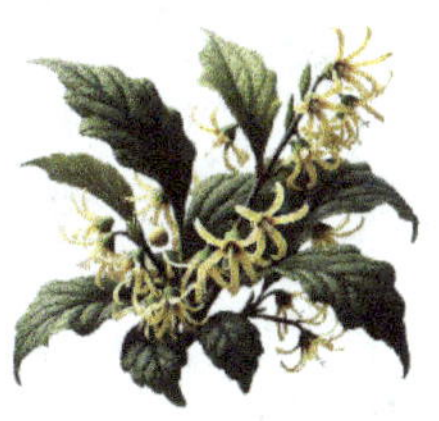 Hamamelis, die Poren zu verfeinern, die Haut zu straffen und überschüssigen Talg zu reduzieren, während Entzündungen beruhigt werden. Sie ist eine ausgezeichnete Wahl für alle, die ihre Haut ins Gleichgewicht bringen und einen strahlenden, ebenmäßigen Teint bewahren möchten.

Reinigende und adstringierende Eigenschaften: Hamamelis wird besonders bei zu Unreinheiten neigender Haut empfohlen. Sie hilft, die Sichtbarkeit vergrößerter Poren zu reduzieren, die Talgproduktion zu regulieren und Hautunreinheiten vorzubeugen. Dank ihrer beruhigenden Wirkung kann sie auch bei Rötungen und Irritationen eingesetzt werden.

Rezept für einen klärenden Toner: Für einen selbstgemachten klärenden Toner mischen Sie eine halbe Tasse destilliertes Wasser mit einer halben Tasse Hamamelis-Hydrolat. Fügen Sie ein paar Tropfen ätherisches Teebaumöl hinzu, um die reinigende Wirkung zu verstärken. Tragen Sie diesen Toner morgens und abends mit einem Wattepad auf die gereinigte Haut auf, um die Poren zu verfeinern, den Teint auszugleichen und überschüssigen Talg zu reduzieren. Dieser Toner ist ideal, um die Haut den ganzen Tag über zu erfrischen und für einen strahlenden Teint zu sorgen.

Integration dieser Pflanzen in Ihre Hautpflegeroutine

Diese drei Pflanzen bieten zahlreiche Vorteile für die Haut, unabhängig von Ihrem Hauttyp oder Ihren spezifischen Bedürfnissen. Durch die Integration von Aloe Vera, Ringelblume und Hamamelis in Ihre Pflegeroutine können Sie nicht nur das Aussehen Ihrer Haut verbessern, sondern auch ihre allgemeine Gesundheit stärken.

Um die Wirkung dieser Pflanzen zu maximieren, sollten Sie sie täglich anwenden: Verwenden Sie Aloe-Vera-Gel als Basisfeuchtigkeitsspender, tragen Sie den Ringelblumenbalsam auf empfindliche oder geschädigte Stellen auf, und beenden Sie Ihre Routine mit dem Hamamelis-Toner, um die Haut zu reinigen und zu straffen. Diese pflanzenbasierte Routine pflegt die Haut intensiv, schützt sie vor äußeren Einflüssen und bewahrt ihren natürlichen Glanz.

Passen Sie Ihre Pflegeprodukte an Ihre individuellen Bedürfnisse an. Wenn Sie beispielsweise sehr trockene Haut haben, können Sie Ihrer Aloe-Vera-Lotion eine nährende Ölkomponente wie Arganöl hinzufügen. Für Mischhaut können Sie den Hamamelis-Toner gezielt auf die T-Zone auftragen, um überschüssigen Talg zu regulieren, während Sie die trockeneren Bereiche mit Aloe-Vera-Gel befeuchten.

Diese einfachen, aber wirkungsvollen Pflanzen sind wertvolle Helfer, um Ihre Haut gesund, strahlend und ausgeglichen zu halten. Ob in Form von Lotionen, Balsamen oder Tonern – Aloe Vera, Ringelblume und Hamamelis bieten natürliche und effektive Lösungen für die tägliche

Hautpflege. Mit diesen pflanzlichen Heilmitteln verfolgen Sie eine sanfte, naturnahe Pflege, die Ihre Haut in ihrer natürlichen Schönheit erstrahlen lässt.

Haare: Glanz und Vitalität dank Pflanzenheilkunde

Die Haare gelten oft als Spiegel unserer allgemeinen Gesundheit und Vitalität. Ihr Glanz, ihre Stärke und ihre Dichte werden von vielen Faktoren beeinflusst, darunter Ernährung, Stress und die Pflege, die sie erhalten.

Für alle, die das Aussehen und die Gesundheit ihrer Haare auf natürliche Weise verbessern möchten, bietet die Pflanzenheilkunde eine Vielzahl wirksamer Lösungen.

In diesem Abschnitt konzentrieren wir uns auf drei Pflanzen, die besonders vorteilhaft für die Haare sind: Brennnessel, Rosmarin und Henna. Diese Pflanzen sind bekannt für ihre Fähigkeit, das Haar zu stärken, Haarausfall vorzubeugen und empfindliche Kopfhaut zu behandeln.

Ich werde Ihnen auch Rezepte für natürliche Haarspülungen, Masken und Seren vorstellen, die Ihnen helfen, diese Pflanzen in eine gesunde und effektive Haarpflegeroutine zu integrieren.

Brennnessel: Die kräftigende Pflanze

Die Brennnessel (*Urtica dioica*) ist reich an Vitaminen, Mineralien und Antioxidantien und daher ein kraftvoller Verbündeter, um das Haar zu stärken und das Wachstum anzuregen. Dank ihres hohen Gehalts an Silizium, Eisen und Zink 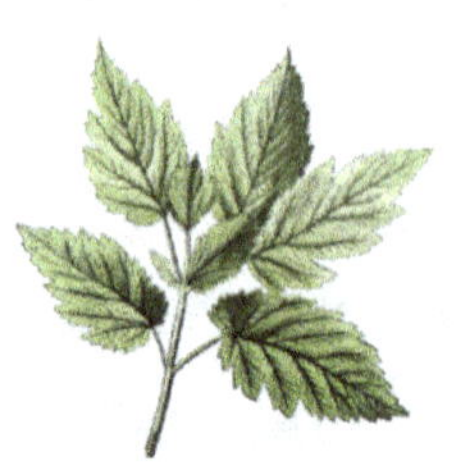 nährt die Brennnessel die Kopfhaut und die Haarfollikel, was zu kräftigerem, dichterem Haar führt und Haarausfall entgegenwirkt.

Kräftigende Eigenschaften: Die Brennnessel ist besonders wirksam gegen Haarausfall und fördert das Haarwachstum. Regelmäßige Anwendungen von Brennnessel-Aufgüssen auf der Kopfhaut verbessern die Durchblutung, wodurch die Haarfollikel essenzielle Nährstoffe besser aufnehmen können. Ihre entzündungshemmenden Eigenschaften beruhigen zudem gereizte Kopfhaut und reduzieren Schuppen.

Rezept für ein stärkendes Haarwasser: Für eine Haarspülung mit Brennnessel lassen Sie eine Handvoll getrockneter Brennnesselblätter in einem Liter kochendem Wasser 20 Minuten ziehen. Lassen Sie die Mischung abkühlen und verwenden Sie sie nach dem Shampoo als Spülung. Massieren Sie das Haarwasser sanft in die Kopfhaut ein und spülen Sie es anschließend mit lauwarmem Wasser aus. Bei regelmäßiger Anwendung stärkt dieses Haarwasser die Haare und fördert ihr natürliches Wachstum.

Rosmarin: Glanz und Vitalität

Der Rosmarin (*Rosmarinus officinalis*) ist eine aromatische Pflanze, die nicht nur in der Küche geschätzt wird, sondern auch für ihre wohltuenden Eigenschaften für die Haare bekannt ist. Er fördert die Durchblutung der Kopfhaut, was das 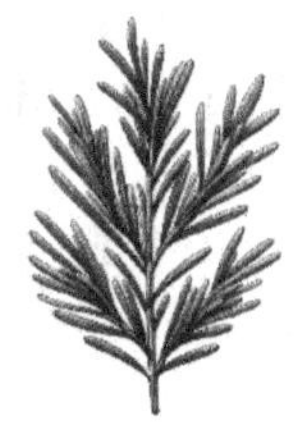 Haarwachstum anregt und gleichzeitig Glanz und Vitalität verleiht. Seine antioxidativen Eigenschaften schützen die Haare zudem vor Schäden durch freie Radikale und können das vorzeitige Ergrauen verhindern.

Stärkende und belebende Eigenschaften: Rosmarin ist ideal, um stumpfes, müdes Haar zu revitalisieren. Er regt die Haarfollikel an, fördert ein schnelleres und gesünderes Wachstum und besitzt antimikrobielle Eigenschaften, die helfen, die Kopfhaut gesund zu halten, Infektionen zu verhindern und Schuppen zu reduzieren.

Rezept für ein Haarserum mit Rosmarin: Für ein anregendes Haarserum mischen Sie 10 Tropfen ätherisches Rosmarinöl mit 30 ml Jojobaöl oder Mandelöl. Massieren Sie einige Tropfen dieses Serums vor dem Schlafengehen sanft in die Kopfhaut ein. Lassen Sie es über Nacht einwirken und spülen Sie es am nächsten Morgen aus. Dieses Serum regt das Haarwachstum an und verleiht den Haaren natürlichen Glanz.

Henna: Natürliche Farbe und Schutz

Henna (*Lawsonia inermis*) wird seit Jahrtausenden verwendet, um Haare natürlich zu färben, bietet aber weit mehr als nur Farbe. Es stärkt die Haarstruktur, verleiht Glanz und schützt die Haare vor äußeren 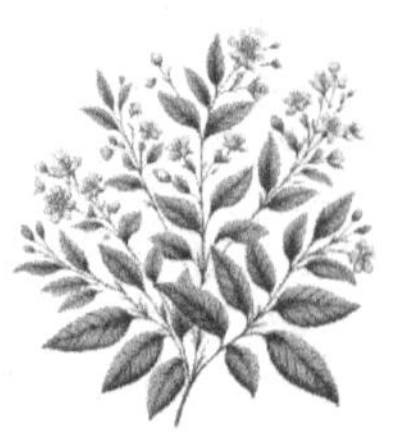 Einflüssen. Henna umhüllt das Haar mit einer schützenden Schicht, die ihm mehr Volumen und Widerstandskraft verleiht.

Schützende und färbende Eigenschaften: Henna ist reich an Tanninen und anderen Verbindungen, die in die Haarkutikula eindringen, die Haarstruktur stärken und die Textur verbessern. Bei regelmäßiger Anwendung kann Henna zudem überschüssigen Talg auf der Kopfhaut regulieren, was besonders bei fettigem Haar vorteilhaft ist.

Rezept für eine Henna-Haarmaske: Um eine Henna-Haarmaske herzustellen, mischen Sie 100 g Henna-Pulver mit ausreichend warmem Wasser, um eine glatte Paste zu erhalten. Tragen Sie die Paste auf sauberes, feuchtes Haar auf, beginnend an den Wurzeln bis zu den Spitzen. Lassen Sie die Maske 1 bis 3 Stunden einwirken, je nach gewünschter Farbintensität, und spülen Sie sie anschließend gründlich mit warmem Wasser aus. Diese Maske färbt das Haar nicht nur, sondern stärkt es und verleiht ihm einen intensiven Glanz.

Natürliche Haarpflegeroutine übernehmen

Die Integration von Brennnessel, Rosmarin und Henna in Ihre Haarpflegeroutine kann die Gesundheit und das Aussehen Ihrer Haare nachhaltig verbessern.

Diese Pflanzen, die seit Jahrhunderten für ihre Vorteile bekannt sind, bieten natürliche Lösungen, um die Haare zu stärken, zu revitalisieren und zu schützen. Mit pflanzenbasierten Pflegeprodukten entscheiden Sie sich für eine nachhaltige und respektvolle Methode, die Ihre Haare verschönert und gleichzeitig die nötige Stärke und Vitalität verleiht, um den täglichen Belastungen standzuhalten. Ob Sie Haarausfall vorbeugen, den Glanz Ihrer Haare verbessern oder sie auf natürliche Weise schützen möchten – diese Pflanzen sind Ihre besten Verbündeten für gesundes, strahlendes Haar.

Teil 3 : Praxis der Kräuterkunde im Alltag

7. Eigene Heilpflanzen Anbauen

Die passenden Pflanzen für Ihre Umgebung auswählen

Der Anbau eigener Heilpflanzen ist mehr als nur eine Gartenaktivität – es ist ein Schritt zur Selbstversorgung, eine Möglichkeit, sich mit der Natur zu verbinden und gleichzeitig auf das eigene Wohlbefinden zu achten. Bevor Sie sich auf dieses Abenteuer einlassen, ist es wichtig, Pflanzen auszuwählen, die in Ihrer spezifischen Umgebung gedeihen können. Egal, ob Sie in der Stadt, auf dem Land, in einem gemäßigten oder mediterranen Klima leben – jeder Ort bietet einzigartige Bedingungen, die bei der Auswahl der Pflanzen berücksichtigt werden sollten.

Der erste Schritt ist eine genaue Beobachtung Ihres Umfelds. Welches Klima herrscht in Ihrer Region? Sind die Winter streng, oder sind die Sommer besonders heiß und trocken? Wenn Sie in einer sonnenreichen Region leben, eignen sich mediterrane Pflanzen wie Rosmarin, Lavendel oder Thymian perfekt. Sie gedeihen unter intensiver Sonneneinstrahlung und in gut durchlässigen Böden. In einem gemäßigten und feuchteren Klima hingegen fühlen sich Pflanzen wie Minze oder Kamille wohler, da sie halbschattige Standorte und feuchtere Böden bevorzugen.

Auch die Sonneneinstrahlung ist ein entscheidender Faktor. Einige Pflanzen, wie Basilikum oder Salbei, benötigen mehrere Stunden direktes Sonnenlicht pro Tag, um optimal zu wachsen. Andere, wie Zitronenmelisse, bevorzugen eine sanftere Beleuchtung und gedeihen gut in halbschattigen Bereichen. Die Beurteilung der Sonneneinstrahlung in Ihrem Anbaugebiet hilft Ihnen, die richtigen Standorte für Ihre Kräuter zu bestimmen, damit sie sich optimal entwickeln können.

Der Bodentyp spielt ebenfalls eine wichtige Rolle. Gut durchlässige Böden sind für Pflanzen wie mediterrane Kräuter unerlässlich, da sie Staunässe nicht vertragen. Pflanzen wie Brennnessel oder Beinwell bevorzugen hingegen Böden, die reich an organischer Substanz sind. Wenn Sie in Töpfen pflanzen, können Sie den Substrattyp leicht an die spezifischen Bedürfnisse jeder Pflanze anpassen – zum Beispiel eine Mischung aus Blumenerde und Sand für Rosmarin oder einen humusreichen Boden für Minze.

Wenn Sie einen Garten haben, stehen Ihnen viele Möglichkeiten offen. Ein Anbau im Freiland erlaubt es, größere und schnell wachsende Pflanzen wie Echte Salbei, Ringelblume oder Sonnenhut (Echinacea) anzubauen. Diese Pflanzen bringen nicht nur medizinischen Nutzen, sondern auch Farbe und Lebendigkeit in Ihren Garten. Wichtig ist es, den Pflanzen genügend Platz für ihr Wachstum zu geben und die Pflanzflächen nicht zu überfüllen.

Für diejenigen, die einen Balkon oder eine Terrasse besitzen, ist der Anbau in Töpfen eine hervorragende Alternative. Rosmarin, Lavendel und Thymian eignen sich hervorragend für diese Methode. Wählen Sie Töpfe, die groß genug sind, damit sich die Wurzeln ausbreiten können, und achten Sie auf eine gute Drainage. Durch die Kombination unterschiedlicher Topfgrößen und Höhen können Sie einen harmonischen und funktionalen Raum schaffen, in dem jede Pflanze ihren Platz findet.

Selbst in Innenräumen ist der Anbau von Heilpflanzen möglich. Basilikum, Minze oder Zitronenmelisse gedeihen gut auf einem sonnigen Fensterbrett. Wichtig ist, dass sie ausreichend natürliches Licht erhalten – alternativ können Wachstumslampen verwendet werden. Einige Pflanzen, wie Lavendel, bevorzugen eine trockenere Atmosphäre, während andere, wie Minze, in einer feuchteren Umgebung besser gedeihen. Die Anpassung der Luftfeuchtigkeit in Ihrem Wohnbereich kann ein zusätzlicher Vorteil für den erfolgreichen Anbau sein.

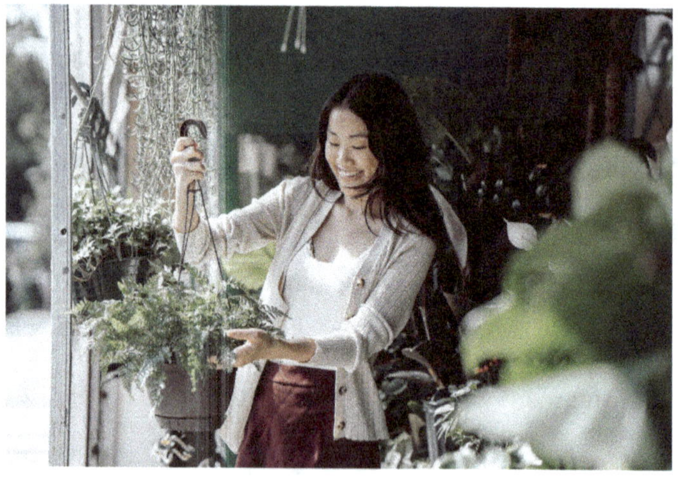

Schließlich sollte der verfügbare Platz pragmatisch genutzt werden, um jeden Zentimeter optimal auszuschöpfen. Selbst ein kleiner Balkon kann mit Regalen, hängenden Töpfen oder stapelbaren Pflanzgefäßen in einen Kräutergarten verwandelt werden. In Innenräumen sind vertikale Pflanzsysteme eine ausgezeichnete Lösung, um mehrere Pflanzen auf kleinem Raum unterzubringen und gleichzeitig einen Hauch von Grün in Ihre Einrichtung zu bringen.

Der Anbau eigener Heilpflanzen ist auch eine Einladung zur Kreativität. Indem Sie Pflanzen auswählen, die zu Ihrer Umgebung passen, und den verfügbaren Raum optimal nutzen, schaffen Sie einen Ort, an dem jede Pflanze gedeihen kann. Egal, ob in einem großzügigen Garten, auf einem Stadtbalkon oder in einer kleinen Ecke in Ihrer Wohnung – jede Pflanze, die Sie kultivieren, wird zu einem Symbol Ihrer Fürsorge für sich selbst und Ihre Umgebung.

Anbauempfehlungen: Vom Garten bis ins Haus

Das Anbauen eigener Heilpflanzen bringt Sie der Natur näher und bietet die Zufriedenheit, gesunde und wirksame Hausmittel selbst herzustellen. Ob Sie einen großen Garten, einen sonnigen Balkon oder nur eine Ecke Ihrer Wohnung zur Verfügung haben, es gibt passende Methoden, um Ihre Pflanzen kräftig gedeihen zu lassen. Hier sind einige praktische Tipps, um Ihren Raum in ein kleines grünes Paradies zu verwandeln.

Der Schlüssel zu einem erfolgreichen Pflanzenanbau liegt in der Qualität des Bodens oder Substrats. Bei Freilandkulturen ist es wichtig, den Boden gut vorzubereiten, indem Sie ihn mit selbstgemachtem Kompost anreichern. Ein gut belüfteter, organisch reicher

Boden fördert die Wasseraufnahme und verhindert Staunässe, die die Wurzeln schädigen könnte.

Für Topfpflanzen sollten Sie Gefäße wählen, die groß und tief genug sind, damit sich die Wurzeln ausbreiten können. Achten Sie auf eine gute Drainage, indem Sie eine Schicht Kies oder Tonscherben auf den Boden des Topfes legen, um stehendes Wasser zu vermeiden. Wählen Sie ein leichtes Substrat, das aus Blumenerde und Sand besteht und an die spezifischen Bedürfnisse jeder Pflanze angepasst ist.

Techniken für Aussaat und Umpflanzung

Die Aussaat ist ein entscheidender Schritt für den Erfolg Ihrer Pflanzen.

- **Aussaat im Freiland**: Warten Sie, bis die letzten Fröste vorüber sind und der Boden ausreichend erwärmt ist. Säen Sie die Samen in einer Tiefe, die etwa der doppelten Größe des Samens entspricht, und bedecken Sie sie leicht mit Erde. Gießen Sie vorsichtig, um die Samen nicht zu verdrängen.

- **Aussaat im Innenbereich**: Wenn Sie Ihre Aussaat drinnen beginnen möchten, verwenden Sie Anzuchttöpfe oder Saatkisten, die an einem hellen Ort stehen. Sobald die Keimlinge mehrere Blätter entwickelt haben, können sie an ihren endgültigen Standort verpflanzt werden.

- **Akklimatisierung vor dem Auspflanzen**: Bevor Sie die Pflanzen ins Freiland setzen, gewöhnen Sie sie langsam an die Außenbedingungen, indem Sie sie zunächst für ein paar Stunden ins Freie stellen und die Dauer täglich verlängern.

Pflanzenpflege für optimales Wachstum

Eine regelmäßige Pflege Ihrer Pflanzen ist entscheidend, damit sie gedeihen. Hier sind einige wesentliche Maßnahmen:

- **Bewässerung**: Jede Pflanze hat spezifische Wasseranforderungen. Mediterrane Pflanzen wie Rosmarin oder Lavendel bevorzugen gut durchlässige Böden und mögen keine Staunässe. Gießen Sie sie mäßig und lassen Sie den Boden zwischen den Bewässerungen trocknen. Pflanzen wie Minze oder Basilikum hingegen benötigen häufiger Wasser, besonders bei heißem Wetter. Eine Mulchschicht um die Pflanzen hilft, die Bodenfeuchtigkeit zu bewahren und den Wasserbedarf zu reduzieren.

- **Mulchen**: Mulchen ist eine einfache, aber effektive Technik, um Ihre Pflanzen zu schützen. Es hilft, die Feuchtigkeit im Boden zu halten, das Wachstum von Unkraut zu reduzieren und den Boden vor Temperaturschwankungen zu schützen. Verwenden Sie natürliche Materialien wie Stroh, Laub oder Holzspäne, um die Gesundheit Ihrer Pflanzen zu verbessern und den Pflegeaufwand zu verringern.

- **Düngung**: Selbstgemachter Kompost ist eine hervorragende Basis, aber einige Pflanzen profitieren von zusätzlichen Nährstoffen. Bereiten Sie natürliche Dünger wie Brennnesseljauche oder Beinwelljauche zu, die reich an Stickstoff, Phosphor und Kalium sind.

Diese Dünger können während der Wachstumsperiode einmal im Monat verwendet werden, um das Pflanzenwachstum zu fördern.

- **Beschneiden und Ernten**: Regelmäßiges Beschneiden, bei dem verblühte Blüten und abgestorbene Stängel entfernt werden, regt das Wachstum neuer Triebe an. Pflanzen wie Basilikum oder Minze profitieren davon, wenn Sie die Spitzen der Triebe abkneifen, um eine dichtere Wuchsform zu fördern. Ernten Sie Blätter oder Blüten idealerweise am Morgen, wenn die ätherischen Öle am konzentriertesten sind.

Tipps für einen erfolgreichen Indoor-Garten

Einen Indoor-Garten zu pflegen, ist eine wunderbare Möglichkeit, ein Stück Natur in den Alltag zu integrieren und gleichzeitig von den Vorteilen heilender Pflanzen zu profitieren – selbst wenn kein Außenbereich zur Verfügung steht. Der Innenraum birgt jedoch spezielle Herausforderungen, die mit einigen Anpassungen gemeistert werden können, um das Gedeihen der Pflanzen sicherzustellen.

Ein oft übersehener Aspekt des Indoor-Gärtnerns ist die Luftzirkulation. Draußen sorgt der Wind dafür, dass die Stängel der Pflanzen gestärkt werden und Krankheiten vorgebeugt wird. In geschlossenen Räumen hingegen kann sich Feuchtigkeit ansammeln, was die Entstehung von Pilzen begünstigt. Um dem entgegenzuwirken, empfiehlt es sich, einen kleinen, oszillierenden Ventilator im Raum zu installieren, in dem sich Ihre Pflanzen befinden. Dies verbessert nicht nur die Luftzirkulation, sondern simuliert auch den Effekt von Wind, wodurch kräftigere Stängel und gesündere Pflanzen gefördert werden.

Ein weiterer Schlüssel zum Erfolg eines Indoor-Gartens ist das regelmäßige Drehen der Pflanzen. Im Innenbereich neigen Pflanzen dazu, sich zur Lichtquelle hin auszurichten, was zu einem ungleichmäßigen Wachstum führen kann. Um dem vorzubeugen, sollten Sie Ihre Pflanzen wöchentlich um 90 Grad drehen. Diese einfache Maßnahme sorgt für ein symmetrischeres Wachstum und hilft den Pflanzen, eine harmonische Struktur zu entwickeln.

Wenn Sie bemerken, dass Ihre Pflanzen Anzeichen von Stress zeigen, wie vergilbte oder schlaffe Blätter, kann es hilfreich sein, ihren Standort zu ändern oder sie umzutopfen. Manchmal benötigen Pflanzen mehr Platz, um richtig zu wachsen, oder frische, nährstoffreiche Erde. Ein regelmäßiges Umtopfen – etwa alle sechs bis zwölf Monate – kann den Pflanzen neues Leben einhauchen, indem sie in ein frisches Substrat gesetzt werden, das optimale Wachstumsbedingungen bietet.

Vergessen Sie nicht, dass Pflanzen – genau wie wir – von regelmäßiger Pflege und auf ihre Bedürfnisse abgestimmter Aufmerksamkeit profitieren. Eine wertvolle zusätzliche Maßnahme ist das regelmäßige Besprühen mit kalkfreiem Wasser. Dies simuliert den Morgentau, unterstützt die benötigte Luftfeuchtigkeit rund um bestimmte Pflanzen und erfrischt sie. Gleichzeitig reinigt es die Blätter von Staub, der die Photosynthese beeinträchtigen könnte.

Auch wenn das Gießen selbstverständlich ist, ist es entscheidend, das richtige Maß zu finden. Überwässerung ist die häufigste Ursache für Krankheiten bei

Zimmerpflanzen. Achten Sie darauf, dass der Boden gut durchlässig ist und zwischen den Wassergaben leicht antrocknet. Lernen Sie die spezifischen Wasserbedürfnisse jeder Pflanze kennen; Sukkulenten benötigen beispielsweise deutlich weniger Wasser als großblättrige Pflanzen wie Basilikum.

Das Züchten von Heilpflanzen im Innenbereich ist ein lohnendes Vorhaben, das mit ein wenig Pflege und Aufmerksamkeit Ihren Wohnraum in eine grüne, beruhigende Oase verwandeln kann. Mit fein abgestimmten Bedingungen für Licht, Luft und Feuchtigkeit schaffen Sie die besten Voraussetzungen für ein prächtiges Wachstum – und gestalten gleichzeitig ein Raumklima, das auch Ihnen Ruhe und Wohlbefinden bringt.

Ernte: Frische und Wirksamkeit Ihrer Pflanzen bewahren

Sobald Ihre Heilpflanzen mit Sorgfalt kultiviert wurden, kommt der entscheidende Schritt der Ernte. Dieser Prozess ist unerlässlich, um die heilenden Eigenschaften, den Geschmack und die therapeutische Wirksamkeit der Pflanzen zu erhalten. Indem Sie zum richtigen Zeitpunkt ernten und geeignete Methoden zum Trocknen und Aufbewahren anwenden, können Sie das ganze Jahr über von den Vorzügen Ihrer Pflanzen profitieren – selbst dann, wenn die äußeren Bedingungen keine Kultivierung erlauben.

Der richtige Zeitpunkt für die Ernte: Maximierung der Heilkraft

Die Ernte von Heilpflanzen sollte genau dann erfolgen, wenn ihre Wirkstoffe am höchsten konzentriert sind. Dies variiert je nach Pflanze und dem Teil, der genutzt wird (Blätter, Blüten, Wurzeln oder Samen). In der Regel werden Blätter kurz vor der Blüte geerntet, da sie zu diesem Zeitpunkt am reichsten an ätherischen Ölen und Nährstoffen sind. Blüten hingegen sollten geerntet werden, sobald sie sich öffnen – idealerweise am frühen Morgen, nachdem der Tau verdunstet ist, aber bevor die Sonne sie austrocknet.

Wurzeln werden bevorzugt im Herbst geerntet, nachdem die Pflanze ihre Wachstumsphase abgeschlossen hat. Zu diesem Zeitpunkt sind die Nährstoffe in den Wurzeln konzentriert, da die Pflanze ihre Reserven für den Winter speichert. Samen sollten hingegen geerntet werden, wenn sie voll ausgereift sind, meist am Ende des Sommers oder zu Beginn des Herbstes.

Schneidetechniken: Die Pflanzen schonend behandeln

Beim Ernten ist es wichtig, saubere und scharfe Werkzeuge wie Scheren oder Gartenscheren zu verwenden, um die Pflanze nicht zu beschädigen. Schneiden Sie die Stängel vorsichtig ab und vermeiden Sie es, an den Blättern oder Blüten zu ziehen oder zu reißen, da dies ihre Qualität beeinträchtigen könnte. Ernten Sie nie mehr als ein Drittel der Pflanze auf einmal, damit sie gesund weiterwachsen und neue Triebe bilden kann.

Das Trocknen: Ein entscheidender Schritt zur Konservierung

Das Trocknen ist eine der gängigsten und effektivsten Methoden, um Heilpflanzen zu konservieren. Damit die Wirkstoffe erhalten bleiben und Schimmelbildung vermieden wird, muss dieser Prozess unter optimalen Bedingungen durchgeführt werden.

Zum Trocknen sollten die Pflanzen in einer einzigen Schicht auf einem Gitter ausgebreitet oder in kleinen Bündeln an einem trockenen, gut belüfteten Ort ohne direkte Sonneneinstrahlung aufgehängt werden. Dachböden, Schränke oder gut durchlüftete Schuppen eignen sich besonders gut. Je nach Dicke der Blätter oder Wurzeln dauert der Trocknungsvorgang einige Tage bis mehrere Wochen. Die Pflanzen sind fertig getrocknet, wenn ihre Blätter beim Zerbrechen leicht zwischen den Fingern knacken.

Wenn Sie die Kunst der Ernte meistern, stellen Sie sicher, dass Ihre Heilpflanzen ihre therapeutische Wirksamkeit bewahren und lange haltbar bleiben. Die Kultivierung, Ernte und Konservierung Ihrer eigenen Heilpflanzen gibt Ihnen die Möglichkeit, auf natürliche und nachhaltige Weise für Ihre Gesundheit zu sorgen – im Einklang mit den Zyklen der Natur.

8. Ihre persönliche Kräuterapotheke einrichten

Organisation des Raumes: Aufbewahrung und Konservierung

Eine persönliche Kräuterapotheke zu schaffen, ist eine wunderbare Möglichkeit, die Schätze der Pflanzen, die Sie kultivieren und ernten, zu würdigen. Dieser Raum wird zu einem Heiligtum, in dem jedes Glas, jede Flasche und jedes getrocknete Kraut seinen Platz findet – nicht nur aus praktischen Gründen, sondern auch, um eine beruhigende und inspirierende Atmosphäre zu schaffen. Eine durchdachte Organisation dieses Raumes ermöglicht es Ihnen, das Beste aus Ihren Heilpflanzen herauszuholen und schnellen Zugriff auf Ihre Präparate zu haben, wann immer Sie sie benötigen.

Der ideale Raum: Ein Ort der Ruhe und Effizienz

Bevor Sie sich mit der eigentlichen Aufbewahrung beschäftigen, sollten Sie einen Ort in Ihrem Zuhause auswählen, der ausschließlich Ihrer Kräuterpraxis gewidmet ist. Dieser Raum kann so bescheiden wie ein Regal in der Küche oder so großzügig wie ein ganzes Zimmer sein – je nach Ihren Bedürfnissen und den verfügbaren Ressourcen. Wichtig ist, dass es ein ruhiger Ort ist, abseits des Alltagsgeschehens, an dem Sie ungestört arbeiten können.

Der ideale Standort sollte vor direktem Sonnenlicht und Temperaturschwankungen geschützt sein. Getrocknete oder weiterverarbeitete Heilpflanzen sind empfindlich gegenüber Licht und Wärme, die ihre Wirkstoffe abbauen können. Ein gut belüfteter Raum oder Schrank mit stabiler Temperatur ist daher die beste Wahl.

Aufbewahrung und Konservierung: Alles an seinem Platz

Sobald der Raum ausgewählt ist, steht die Organisation im Mittelpunkt. Gläser aus Glas sind unverzichtbare Helfer in jeder persönlichen Kräuterapotheke. Glas schützt Ihre getrockneten Pflanzen und Präparate vor Feuchtigkeit und Verunreinigungen und ermöglicht es Ihnen, den Inhalt auf einen Blick zu erkennen. Bevorzugen Sie Gläser aus getöntem Glas, da diese zusätzlichen Schutz vor Licht bieten. Stellen Sie die Gläser auf stabile Regale und lassen Sie genügend Platz zwischen ihnen, damit die Luft gut zirkulieren kann.

Verwenden Sie Gläser in unterschiedlichen Größen, je nach der Menge der zu lagernden Pflanzen. Große Gläser eignen sich für häufig verwendete Kräuter, während kleinere Gläser für seltenere Präparate oder Pflanzen in begrenzter Menge ideal sind. Beschriften Sie jedes Glas sorgfältig mit dem Namen der Pflanze, dem Erntedatum und, falls gewünscht, ihrer Herkunft oder den Hauptanwendungen. Diese einfache, aber wichtige Maßnahme ermöglicht es Ihnen, Ihre Bestände effizient zu verwalten und Ihre Pflanzen optimal zu nutzen.

Für flüssige Präparate wie Tinkturen oder angesetzte Öle sind Glasflaschen mit dicht schließendem Verschluss ideal. Auch hier ist getöntes Glas zu bevorzugen, um die Präparate vor Lichtschäden zu schützen. Lagern Sie diese Flaschen auf tiefer liegenden Regalen oder in Schubladen, um sie vor Wärme und Licht zu bewahren.

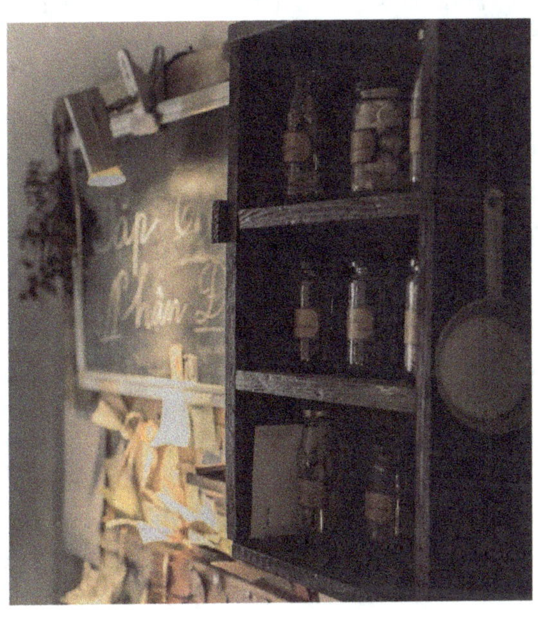

Bestandsverwaltung: Eine organisierte und entspannte Herangehensweise

Ein oft vernachlässigter, aber entscheidender Aspekt einer persönlichen Kräuterapotheke ist die Bestandsverwaltung. Es ist leicht, im Laufe der Zeit Pflanzen und Präparate anzusammeln, doch ohne eine strukturierte Verwaltung kann man schnell den Überblick verlieren. Führen Sie ein Inventar, entweder in einem Notizbuch oder digital, in dem Sie Erntedaten, Mengen und den Zustand Ihrer Bestände festhalten. Dies hilft Ihnen nicht nur, den Überblick zu behalten, sondern auch, zukünftige Ernten oder Präparate besser zu planen.

Überprüfen Sie regelmäßig den Zustand Ihrer getrockneten Pflanzen und Präparate. Auch bei optimaler Lagerung können sie im Laufe der Zeit an Wirksamkeit verlieren. Eine visuelle und geruchliche Kontrolle hilft Ihnen, eventuelle Veränderungen zu erkennen. Pflanzen, die ihre leuchtende Farbe oder ihren charakteristischen Duft verlieren, sollten entsorgt oder ersetzt werden.

Den Raum sauber und ordentlich halten: Ein beruhigendes Ritual

Die Ordnung und Sauberkeit in Ihrer Kräuterapotheke aufrechtzuerhalten, ist essenziell – nicht nur für die Effizienz Ihrer Arbeit, sondern auch für Ihr persönliches Wohlbefinden. Gewöhnen Sie sich daran, Ihre Regale, Gläser und Werkzeuge regelmäßig zu reinigen. Ein sauberer und gut organisierter Raum strahlt Vertrauen und Ruhe aus und bietet Ihnen eine Umgebung, die die Werte von Fürsorge und Respekt widerspiegelt, die Sie Ihren Pflanzen entgegenbringen.

Um eine persönliche Note hinzuzufügen, dekorieren Sie diesen Raum mit natürlichen Elementen, die Sie inspirieren: Treibholzäste, getrocknete Blumensträuße oder Steine, die Sie bei Spaziergängen gesammelt haben. Diese Elemente schaffen eine harmonische Atmosphäre und erinnern Sie an Ihre tiefe Verbindung zur Natur.

Das Einrichten und Organisieren Ihrer Kräuterapotheke ist mehr als nur eine häusliche Aufgabe. Es ist ein Akt der

Liebe zur Natur und zu sich selbst – eine Möglichkeit, Ihren Raum in einen Ort des Wohlbefindens zu verwandeln, an dem jede Pflanze und jedes Präparat seinen Platz findet. Dieser Raum wird nicht nur zu einem praktischen Werkzeug für Ihre Gesundheit, sondern auch zu einem Heiligtum, in dem Sie sich mit der Essenz des natürlichen Lebens verbinden können.

Grundlegende Heilpflanzen für Zuhause und Ihre erste Kräuter-Notfallapotheke

Der Einstieg in die Kräuterkunde eröffnet Ihnen eine Welt voller natürlicher Schätze, mit denen Sie für sich und Ihre Lieben sorgen können. Für den Anfang ist es wichtig, eine kleine Sammlung von grundlegenden Heilpflanzen zusammenzustellen. Diese vielseitigen und leicht anzubauenden oder zu beschaffenden Pflanzen bilden das Fundament Ihrer persönlichen Kräuterapotheke. Mit diesen Pflanzen zur Hand können Sie auch eine Kräuter-Notfallapotheke vorbereiten – unverzichtbar, um alltägliche Beschwerden schnell und natürlich zu behandeln.

Unverzichtbare Pflanzen für Ihre Kräuterapotheke

1. **Kamille (Matricaria chamomilla)**: Kamille ist eine beruhigende Pflanze, bekannt für ihre entzündungshemmenden und sedativen Eigenschaften. Sie eignet sich hervorragend zur Linderung von Verdauungsbeschwerden, zur Beruhigung kleiner Entzündungen und zur Entspannung bei Stress oder Schlaflosigkeit. Eine Tasse Kamillentee vor dem

Schlafengehen wirkt oft Wunder für einen erholsamen Schlaf.

2. **Pfefferminze (Mentha piperita)**: Pfefferminze ist für ihre verdauungsfördernden Eigenschaften bekannt und ein Muss zur Linderung von Blähungen, Übelkeit und Kopfschmerzen. Sie wirkt zudem erfrischend und belebend. Getrocknete Pfefferminzblätter ermöglichen es Ihnen, nach einem üppigen Essen schnell einen verdauungsfördernden Tee zuzubereiten.

3. **Ringelblume (Calendula officinalis)**: Die Ringelblume ist ein kraftvolles Heilmittel zur Behandlung kleiner Schnitte, leichter Verbrennungen und Hautreizungen. Als Ölauszug wird sie zu einer idealen Salbe für trockene Haut und Hautausschläge. Ihre entzündungshemmenden und antimykotischen Eigenschaften machen sie besonders vielseitig.

4. **Arnika (Arnica montana)**: Unverzichtbar zur Linderung von Muskelverspannungen und Blutergüssen. Arnika wird häufig in Form von Cremes oder Gelen verwendet. Es ist hilfreich, Arnika griffbereit zu haben, um bei Stößen, Prellungen oder Verletzungen schnell Entzündungen und Schmerzen zu lindern.

5. **Echinacea (Echinacea purpurea)**: Diese Pflanze ist besonders wirksam, um das Immunsystem zu stärken und Infektionen der Atemwege vorzubeugen oder zu behandeln. Eine Echinacea-Tinktur, die bei den ersten Anzeichen einer Erkältung verwendet wird, kann die Dauer der Infektion verkürzen und die Symptome lindern.

6. **Thymian (Thymus vulgaris)**: Thymian ist ein antiseptisches und schleimlösendes Mittel, ideal zur Behandlung von Atemwegsinfektionen, Halsschmerzen und Husten. Ein Thymiantee, kombiniert mit Honig, ist ein einfaches und wirksames Hausmittel, um einen gereizten Hals zu beruhigen.

Mit diesen grundlegenden Heilpflanzen schaffen Sie eine solide Basis für Ihre Kräuterapotheke. Sie sind nicht nur praktisch, sondern bieten auch die Möglichkeit, alltägliche Beschwerden auf natürliche Weise zu behandeln und gleichzeitig eine tiefere Verbindung zur heilenden Kraft der Natur zu entwickeln.

Ihre Kräuter-Notfallapotheke vorbereiten

Sobald Sie diese grundlegenden Heilpflanzen verfügbar haben, können Sie eine Kräuter-Notfallapotheke zusammenstellen – ein kleines, praktisches Set, um den Herausforderungen des Alltags auf natürliche Weise zu begegnen.

1. **Ringelblumenbalsam für Verletzungen und leichte Verbrennungen**: Bereiten Sie einen beruhigenden Balsam zu, indem Sie einen Ölauszug aus Ringelblumen mit Bienenwachs vermischen. Dieser Balsam kann auf leichte Verbrennungen, Schnittwunden und Hautreizungen aufgetragen werden, um die Heilung zu fördern.

2. **Arnikatinktur für Prellungen**: Eine Arnikatinktur ist ein unverzichtbarer Bestandteil jeder natürlichen Notfallapotheke. In Form von Umschlägen auf Prellungen und schmerzende Muskeln angewendet,

hilft sie, Entzündungen zu reduzieren und Schmerzen zu lindern. Beachten Sie jedoch, dass sie nicht auf offene Wunden angewendet werden sollte.

3. **Kamillentee für Stress und Schlaflosigkeit** : Halten Sie immer Teebeutel mit Kamille bereit. Bei Stress, Angst oder Schlafproblemen kann eine Tasse Kamillentee für die nötige Entspannung sorgen und zu einer erholsamen Nacht beitragen.

4. **Pfefferminzöl gegen Kopfschmerzen** : Ätherisches Pfefferminzöl ist äußerst wirksam zur Linderung von Kopfschmerzen. Eine verdünnte Tropfenmenge in einem Trägeröl, sanft auf die Schläfen einmassiert, kann schnell Schmerzen lindern. Es hilft auch bei Übelkeit und Verdauungsbeschwerden.

5. **Echinacea-Tinktur bei den ersten Anzeichen einer Erkältung** : Bewahren Sie eine kleine Flasche Echinacea-Tinktur in Ihrer Notfallapotheke auf. Bereits bei den ersten Erkältungsanzeichen eingenommen, stärkt sie das Immunsystem und hilft, die Dauer und Intensität der Symptome zu verringern.

6. **Thymiantee für Atemwegsinfektionen** : Bei Husten oder Halsschmerzen kann ein Thymiantee, gesüßt mit einem Löffel Honig, die Reizung lindern und die Atmung erleichtern. Diese Infusion eignet sich auch hervorragend zur Linderung von Symptomen bei einer Nebenhöhlenentzündung.

Mit diesen Grundzutaten und einer gut ausgestatteten Kräuter-Notfallapotheke sind Sie bestens vorbereitet, um alltägliche Beschwerden auf natürliche und effektive Weise zu behandeln. Dieser proaktive Ansatz, der auf Prävention und natürliche Heilmethoden setzt, ermöglicht es Ihnen, Ihr Wohlbefinden in die eigenen Hände zu nehmen. Gleichzeitig stärken Sie Ihre Verbindung zur Natur und lernen, ihre Heilkräfte gezielt für ein ausgeglichenes und gesundes Leben zu nutzen. Die Natur wird zu Ihrem verlässlichen Begleiter im Alltag.

9. Einfache Rezepte Für Einsteiger

Tees und Aufgüsse: Die Grundlagen

Tees und Aufgüsse gehören zu den einfachsten und effektivsten Möglichkeiten, von den heilenden Eigenschaften von Pflanzen zu profitieren. Diese wohltuenden, warmen Getränke werden seit Jahrtausenden genutzt, um Körper und Geist zu beruhigen, zu heilen und zu beleben. In diesem Kapitel erfahren Sie, wie Sie diese natürlichen Elixiere zubereiten, was die Unterschiede zwischen einem Tee und einem Aufguss sind, welche Schritte wichtig sind und welche einfachen Rezepte Sie für Ihren Alltag ausprobieren können.

Tee oder Aufguss: Was ist der Unterschied?

Obwohl die Begriffe oft synonym verwendet werden, gibt es einen feinen, aber wichtigen Unterschied zwischen einem Tee und einem Aufguss. Dieser hängt von den verwendeten Pflanzenteilen und der Zubereitungsdauer ab.

Tee: Tee wird hergestellt, indem zarte Pflanzenteile wie Blätter, Blüten oder Samen in heißem, aber nicht kochendem Wasser aufgegossen werden. Die Ziehzeit ist kurz, in der Regel 5 bis 10 Minuten. Diese Methode eignet sich hervorragend für empfindliche Pflanzen wie Kamille,

Minze oder Zitronenmelisse, die ihre Wirkstoffe leicht abgeben.

Aufguss: Ein Aufguss erfordert eine längere Zubereitungszeit und wird oft für härtere Pflanzenteile wie Wurzeln, Rinden oder Beeren verwendet. Hierbei wird kochendes Wasser über die Pflanzen gegossen, und die Mischung zieht 15 bis 30 Minuten oder länger, um die aktiven Wirkstoffe vollständig zu extrahieren. Diese Technik ist ideal für Pflanzen wie Ingwer, Löwenzahnwurzel oder Holunderbeeren.

Die richtigen Pflanzen auswählen: Für jedes Bedürfnis die passende Wahl

Bevor Sie mit der Zubereitung beginnen, ist es wichtig, Pflanzen auszuwählen, die auf Ihre spezifischen Bedürfnisse abgestimmt sind. Jede Pflanze hat einzigartige Eigenschaften, die auf unterschiedliche Ziele abgestimmt sind. Hier ein kurzer Überblick:

Zur Entspannung und Beruhigung: Kamille, Lavendel oder Passionsblume eignen sich hervorragend, um Stress zu reduzieren und den Körper auf einen erholsamen Schlaf vorzubereiten.

Für eine bessere Verdauung: Pfefferminze, Fenchel oder Eisenkraut helfen, den Magen zu beruhigen, Blähungen zu reduzieren und die Verdauung zu fördern.

Zur Steigerung der Energie: Ingwer, Rosmarin oder Zitronengras verleihen auf natürliche Weise neue Energie und beleben Körper und Geist ohne Nebenwirkungen.

So bereiten Sie einen Tee oder Aufguss zu:

Dosierung der Pflanzen: Eine gute Basis ist ein Teelöffel getrockneter Pflanzen (oder ein Esslöffel frischer Pflanzen) pro Tasse Wasser. Die Menge kann nach Geschmack angepasst werden.

Wasser erhitzen: Für Tee das Wasser zum Kochen bringen und kurz abkühlen lassen, bevor Sie es über die Pflanzen gießen. Für Aufgüsse verwenden Sie das Wasser direkt nach dem Kochen.

Wasser über die Pflanzen gießen: Gießen Sie das heiße Wasser in eine Teekanne oder Tasse über die Pflanzen. Decken Sie die Mischung sofort ab, um die flüchtigen ätherischen Öle nicht entweichen zu lassen.

Ziehzeit beachten: Lassen Sie die Pflanzen so lange ziehen, wie es für die jeweilige Art empfohlen wird. Je länger die Ziehzeit, desto intensiver und wirksamer ist das Getränk. Achten Sie jedoch darauf, die empfohlene Dauer nicht zu überschreiten, um eine übermäßige Bitterkeit zu vermeiden.

Abseihen und genießen: Sobald der Tee oder Aufguss fertig ist, seihen Sie die Pflanzen ab und genießen Sie das Getränk heiß. Sie können je nach Geschmack etwas Honig, Zitrone oder einen Schuss Milch hinzufügen, um die gewünschte Wirkung oder den Geschmack zu unterstützen.

Mit diesen einfachen Rezepten können Sie schnell von den wohltuenden Eigenschaften der Pflanzen profitieren und gleichzeitig ein wenig Ruhe und Natürlichkeit in Ihren Alltag bringen. Tees und Aufgüsse sind nicht nur eine

Möglichkeit, Ihren Körper zu unterstützen, sondern auch ein Ritual, das Ihre Verbindung zur Natur stärkt.

Einfache Rezepte für jeden Anlass

Beruhigender Tee mit Kamille und Lavendel

Dieser Tee ist ideal, um nach einem langen Tag zu entspannen und den Körper auf eine erholsame Nachtruhe vorzubereiten.

Zutaten:

1 Teelöffel getrocknete Kamillenblüten

½ Teelöffel getrocknete Lavendelblüten

1 Teelöffel Honig (optional)

Zubereitung:

1. Erhitzen Sie eine Tasse Wasser bis zum Siedepunkt und lassen Sie es 1–2 Minuten abkühlen.

2. Gießen Sie das heiße Wasser über die Kamillen- und Lavendelblüten in einer Tasse oder Teekanne.

3. Decken Sie das Gefäß ab und lassen Sie den Tee 5–7 Minuten ziehen.

4. Seihen Sie die Pflanzen ab, fügen Sie nach Wunsch Honig hinzu, und genießen Sie diesen beruhigenden Tee.

Verdauungsfördernder Aufguss mit Ingwer und Pfefferminze

Dieser Aufguss ist perfekt nach einem üppigen Essen, um die Verdauung zu unterstützen und Magenbeschwerden zu lindern.

Zutaten:

1 Teelöffel frisch geriebener Ingwer

1 Teelöffel getrocknete Pfefferminzblätter

1 Scheibe Zitrone (optional)

Zubereitung:

1. Bringen Sie eine Tasse Wasser zum Kochen.

2. Geben Sie Ingwer und Pfefferminze in eine Teekanne und übergießen Sie sie mit dem kochenden Wasser.

3. Lassen Sie den Aufguss 10–15 Minuten ziehen, um die verdauungsfördernden Eigenschaften des Ingwers vollständig zu extrahieren.

4. Seihen Sie den Tee ab, fügen Sie nach Wunsch eine Zitronenscheibe hinzu, und genießen Sie ihn.

Belebender Tee mit Rosmarin und Zitronengras

Dieser revitalisierende Tee ist perfekt für einen natürlichen Energieschub mitten am Tag.

Zutaten:

1 Teelöffel getrocknete Rosmarinblätter

1 Teelöffel getrocknetes Zitronengras

½ Teelöffel Honig (optional)

Zubereitung:

1. Bringen Sie eine Tasse Wasser zum Kochen und gießen Sie es über den Rosmarin und das Zitronengras.

2. Decken Sie das Gefäß ab und lassen Sie den Tee 7–10 Minuten ziehen.

3. Seihen Sie den Tee ab, fügen Sie nach Wunsch Honig hinzu, und genießen Sie diesen vitalisierenden Tee.

Das Zubereiten eines Tees oder Aufgusses ist ein einfaches, aber kraftvolles Ritual, das Sie mit der Natur und mit sich selbst verbindet. Indem Sie die richtigen Pflanzen auswählen und diese sorgfältig zubereiten, verwandeln Sie ein einfaches Getränk in einen Moment des Wohlbefindens und der Heilung.

Egal, ob Sie sich entspannen, verdauen oder sich erfrischen möchten – diese Rezepte begleiten Sie im Alltag und bringen mit jeder Tasse ein wenig von der Magie der Pflanzen in Ihr Leben. Die Kunst der Teezubereitung zu pflegen, bedeutet, einen Schritt in Richtung eines ausgeglicheneren Lebens zu machen, bei dem jede Tasse ein Fest der Gesundheit und des Wohlbefindens ist.

Salben und Balsame: Erste Schritte in der natürlichen Kosmetik

Der Einstieg in die Welt der selbstgemachten Salben und Balsame eröffnet eine neue Dimension der Kräuterkunde. Hier verwandeln sich Pflanzen in reichhaltige und pflegende Hautpflegeprodukte. Diese einfachen, aber wirkungsvollen Zubereitungen eignen sich ideal zur Behandlung kleinerer Beschwerden des Alltags und zur natürlichen Pflege der Haut. Egal, ob Sie Hautreizungen lindern, kleine Verletzungen behandeln oder Ihre Haut einfach nur hydratisieren möchten – selbstgemachte Salben und Balsame bieten eine sanfte und effektive Lösung.

Ölauszüge herstellen: Die Essenz der Pflanzen einfangen

Der erste Schritt bei der Herstellung von Salben und Balsamen ist das Ansetzen von Ölauszügen mit den Heilpflanzen Ihrer Wahl. Dabei werden die Wirkstoffe der Pflanzen in eine Ölgrundlage überführt, die später als Basis für die Salbe oder den Balsam dient.

1. **Die richtigen Pflanzen und Öle auswählen** : Jede Pflanze und jedes Öl hat spezifische Eigenschaften. Für beruhigende Balsame eignen sich Kamillen- oder Ringelblumenblüten, die in Olivenöl angesetzt werden, das für seine nährenden Eigenschaften bekannt ist. Für heilende Salben sind Arnika oder Beinwell ideal, in Kombination mit Jojobaöl oder Mandelöl.

2. **Langsame Ölauszugsmethode** : Die schonendste und effektivste Methode ist die Sonnenwärme. Füllen Sie ein sauberes Glas mit getrockneten Pflanzen und

bedecken Sie diese vollständig mit Öl, wobei Sie etwas Platz am oberen Rand des Glases lassen. Verschließen Sie das Glas gut und stellen Sie es für zwei bis sechs Wochen an einen sonnigen Platz. Schütteln Sie das Glas täglich vorsichtig, um die Extraktion der Wirkstoffe zu unterstützen.

3. **Schnelle Ölauszugsmethode** : Wenn es schneller gehen soll, können Sie die Pflanzen im Wasserbad ausziehen. Stellen Sie ein Glas mit Pflanzen und Öl in eine Schüssel mit heißem Wasser und erhitzen Sie das Wasser sanft, ohne es kochen zu lassen. Lassen Sie die Mischung zwei bis drei Stunden ziehen. Achten Sie darauf, die Temperatur niedrig zu halten, um die Eigenschaften der Pflanzen und des Öls zu bewahren.

Nach Abschluss des Auszugs filtern Sie das Öl mit einem feinen Sieb oder einem sauberen Tuch und füllen es in einen sauberen Behälter um. Dieses Öl ist die Basis für Ihre Salben und Balsame.

Salben herstellen: Die Kunst der perfekten Konsistenz

Salben haben eine halbfeste Konsistenz und entstehen durch die Kombination von Ölauszügen mit Bienenwachs oder pflanzlichen Wachsen. Die Wahl des Wachses und dessen Menge bestimmen die endgültige Textur der Salbe – von fest bis cremig.

Schritte zur Herstellung einer Salbe:

1. **Zutaten abmessen** : Verwenden Sie in der Regel 1 Teil Bienenwachs auf 4–5 Teile Ölauszug. Für eine

festere Salbe erhöhen Sie den Wachsanteil, für eine weichere reduzieren Sie ihn.

2. **Wachs schmelzen** : Schmelzen Sie das Bienenwachs langsam im Wasserbad. Sobald es vollständig geschmolzen ist, nehmen Sie es vom Herd.

3. **Öl hinzufügen** : Geben Sie das Ölauszug langsam zum geschmolzenen Wachs und rühren Sie ständig um. Falls gewünscht, können Sie ein paar Tropfen ätherisches Öl hinzufügen, um Duft und therapeutische Wirkung zu verstärken.

4. **Abfüllen und abkühlen lassen** Gießen Sie die Mischung in saubere, sterilisierte Tiegel und lassen Sie sie vollständig abkühlen, bevor Sie die Deckel schließen. Ihre Salbe ist nun einsatzbereit!

Einfaches Rezept für einen heilenden Ringelblumenbalsam

Zutaten:

1/4 Tasse Ölauszug aus Ringelblumen

1 Esslöffel Bienenwachs

5 Tropfen ätherisches Lavendelöl (optional)

Zubereitung:

1. Schmelzen Sie das Bienenwachs im Wasserbad.

2. Fügen Sie den Ringelblumen-Ölauszug hinzu und rühren Sie gut um.

3. Geben Sie das ätherische Lavendelöl hinzu und füllen Sie die Mischung in Tiegel.

4. Lassen Sie die Salbe vollständig abkühlen und fest werden, bevor Sie die Deckel schließen.

Dieser Balsam eignet sich hervorragend zur Beruhigung von Hautreizungen, zur Heilung kleinerer Verletzungen und zur Pflege trockener Hautpartien. Mit diesem einfachen Rezept tauchen Sie in die faszinierende Welt der natürlichen Kosmetik ein und entdecken eine kraftvolle, pflanzenbasierte Alternative für Ihre Hautpflege.

Herstellung von Salben: Eine reichhaltige Textur für intensive Pflege

Im Gegensatz zu Balsamen haben Salben eine reichhaltigere, cremigere Textur, die oft durch die Kombination von Ölauszügen mit pflanzlichen Buttern wie Sheabutter oder Kakaobutter entsteht. Sie sind besonders wirksam bei sehr trockener Haut, leichten Verbrennungen oder Bereichen, die eine intensive Hydratation benötigen.

Schritte zur Herstellung einer Salbe

1. **Pflanzliche Buttern auswählen** : Sheabutter eignet sich hervorragend für ihre nährenden und heilenden Eigenschaften, während Kakaobutter eine tiefe Hydratation bietet und die Salbe geschmeidig macht.

2. **Die Butter schmelzen** : Schmelzen Sie die gewählte Butter vorsichtig im Wasserbad. Sobald sie vollständig geschmolzen ist, nehmen Sie sie vom Herd.

3. **Ölauszug einarbeiten** : Fügen Sie den Ölauszug zur geschmolzenen Butter hinzu und rühren Sie gut, bis eine homogene Mischung entsteht. Sie können optional ätherische Öle hinzufügen, um einen angenehmen Duft und zusätzliche therapeutische Eigenschaften zu integrieren.

4. **Abfüllen und Abkühlen** : Gießen Sie die Mischung in saubere, sterilisierte Tiegel und lassen Sie sie abkühlen, bis sie fest wird. Bei Bedarf können Sie die Salben im Kühlschrank lagern, um die ideale Konsistenz zu erreichen.

Einfaches Rezept für eine pflegende Salbe mit Sheabutter und Ringelblume

Zutaten:

1/4 Tasse Sheabutter

2 Esslöffel Ölauszug aus Ringelblumen

5 Tropfen ätherisches Teebaumöl (optional)

Zubereitung:

1. Schmelzen Sie die Sheabutter im Wasserbad.

2. Nehmen Sie die Butter vom Herd und fügen Sie den Ringelblumen-Ölauszug hinzu. Rühren Sie gründlich um.

3. Geben Sie das ätherische Teebaumöl hinzu und füllen Sie die Mischung in Tiegel.

4. Lassen Sie die Salbe abkühlen und fest werden, bevor
   Sie die Deckel schließen.

Diese Salbe eignet sich perfekt für sehr trockene Haut, Irritationen und kleine Schnitte, da sie intensive Feuchtigkeit spendet und einen natürlichen Schutz bietet.

Herstellung von Tinkturen und Auszügen: Konzentrierte Lösungen

Tinkturen sind flüssige Extrakte, die mit Alkohol als Hauptlösungsmittel hergestellt werden. Alkohol ist nicht nur ein wirksames Konservierungsmittel, sondern auch ideal, um eine Vielzahl von Wirkstoffen wie Alkaloide, Flavonoide und ätherische Öle aus Pflanzen zu extrahieren.

Auswahl der Pflanzen und des Alkohols

Pflanzenauswahl: Wählen Sie frische oder getrocknete Pflanzen je nach Verfügbarkeit. Beispiele für häufig verwendete Pflanzen sind Echinacea, Baldrianwurzel oder Johanniskrautblätter, die immunstimulierende, beruhigende oder entzündungshemmende Eigenschaften besitzen.

Alkoholauswahl: Verwenden Sie Alkohol mit 40–60 % (wie Wodka oder Rum), der stark genug ist, um die Wirkstoffe effektiv zu extrahieren, und sicher für die innerliche Einnahme.

Schritte zur Herstellung einer Tinktur

1. **Vorbereitung der Pflanzen** : Schneiden Sie frische
   Pflanzen in kleine Stücke, um die Kontaktfläche mit

dem Alkohol zu vergrößern. Getrocknete Pflanzen sollten gut zerkleinert werden.

2. **Mazeration** : Füllen Sie ein Glas zur Hälfte mit den vorbereiteten Pflanzen und geben Sie so viel Alkohol hinzu, dass die Pflanzen vollständig bedeckt sind. Verschließen Sie das Glas fest und versehen Sie es mit einem Etikett, das den Pflanzennamen, das Datum und die Art des Alkohols angibt.

3. **Extraktion** : Stellen Sie das Glas an einen kühlen, dunklen Ort und lassen Sie die Pflanzen 4–6 Wochen lang ziehen. Schütteln Sie das Glas täglich, um die Extraktion zu fördern.

4. **Filtrierung** : Filtern Sie die Mischung nach der Mazeration durch ein feines Sieb oder ein sauberes Tuch und füllen Sie die Tinktur in dunkle Glasflaschen mit Tropfverschluss ab. Lagern Sie die Flaschen an einem kühlen, dunklen Ort. Die Tinktur ist mehrere Jahre haltbar.

Tinkturen sind hochkonzentriert und sollten vorsichtig dosiert werden. Die übliche Dosierung beträgt 20–30 Tropfen in einem Glas Wasser, zwei- bis dreimal täglich, je nach Pflanze und individuellem Bedarf. Konsultieren Sie vor der Einnahme immer einen Arzt, insbesondere wenn Sie andere Medikamente einnehmen.

Mit der Herstellung von Tinkturen und Auszügen erschließen Sie eine wirkungsvolle Möglichkeit, die heilenden Kräfte der Natur in konzentrierter Form zu nutzen. Dieses Wissen ermöglicht es Ihnen, individuelle Lösungen für Ihre Gesundheitsbedürfnisse zu schaffen und gleichzeitig die Tradition der pflanzlichen Heilkunst zu bewahren.

Mazerate: Sanfte Extraktion mit Glycerin oder Öl

Mazerate sind Zubereitungen, bei denen Pflanzen in einem anderen Lösungsmittel als Alkohol, wie Glycerin oder Öl, eingelegt werden. Diese Methoden eignen sich besonders gut für Personen, die Alkohol vermeiden möchten, wie Kinder, ältere Menschen oder Menschen mit Alkoholunverträglichkeit.

Glycerin-Mazerate

Pflanzliches Glycerin, das mild und ungiftig ist, wird verwendet, um die Wirkstoffe der Pflanzen zu extrahieren und dabei einen leicht süßen Geschmack zu erzeugen.

Schritte zur Herstellung eines Glycerin-Mazerats:

1. **Pflanzen vorbereiten**: Wie bei Tinkturen wählen und bereiten Sie Ihre Pflanzen vor. Getrocknete Pflanzen sind für Glycerin-Mazerate oft besser geeignet, da sie weniger Wasser enthalten und die Fermentation vermeiden.

2. **Mischen mit Glycerin** : Füllen Sie ein Glasgefäß mit den Pflanzen und geben Sie 100 % reines pflanzliches Glycerin hinzu, bis die Pflanzen vollständig bedeckt sind. Für eine optimale Extraktion können Sie Glycerin mit etwas destilliertem Wasser mischen (etwa 80 % Glycerin und 20 % Wasser).

3. **Mazeration** : Lassen Sie das Gemisch 4 bis 6 Wochen lang an einem kühlen, dunklen Ort ziehen. Schütteln Sie das Glas täglich, um die Extraktion der Wirkstoffe zu fördern.

4. **Filtrierung** : Filtern Sie das Mazerat durch ein feines Sieb oder ein sauberes Tuch und füllen Sie es in dunkle Glasflaschen ab. Glycerin-Mazerate sind etwa ein Jahr lang haltbar, wenn sie vor Licht und Wärme geschützt aufbewahrt werden.

Öl-Mazerate

Öl-Mazerate sind Infusionen von Pflanzen in einem Pflanzenöl, die hauptsächlich für die äußerliche Anwendung verwendet werden.

Schritte zur Herstellung eines Öl-Mazerats:

1. **Auswahl der Pflanzen und des Öls** : Wählen Sie Pflanzen wie Ringelblumen, Lavendel oder Johanniskraut, die sich hervorragend für die Hautpflege eignen. Verwenden Sie ein hochwertiges Pflanzenöl wie Olivenöl, Jojobaöl oder Mandelöl.

2. **Kalte Infusion**: Lassen Sie die Pflanzen 4 bis 6 Wochen lang in Öl ziehen, indem Sie das Glas täglich schütteln.

3. **Heiße Infusion**: Erwärmen Sie das Öl mit den Pflanzen vorsichtig im Wasserbad für einige Stunden. Achten Sie darauf, dass die Temperatur niedrig bleibt, um die Wirkstoffe nicht zu zerstören.

4. **Filtrierung**: Nach der Mazeration filtern Sie das Öl und füllen es in dunkle Glasflaschen ab. Öl-Mazerate sind etwa ein Jahr lang haltbar.

Diese Zubereitungen sind ideal, um die Haut zu beruhigen, kleine Wunden zu heilen oder als Basis für Balsame und Cremes. Sie können direkt auf die Haut aufgetragen oder mit anderen Zutaten gemischt werden, um personalisierte Pflegeprodukte zu kreieren.

Die Herstellung von Tinkturen und Mazeraten ist eine wertvolle Fähigkeit für jeden Kräuterkundigen. Sie ermöglicht es, die Kraft der Heilpflanzen zu bewahren und in einer leicht anzuwendenden, konzentrierten Form zu nutzen.

Diese Zubereitungen bilden einen wesentlichen Bestandteil Ihrer natürlichen Hausapotheke. Sie bieten langlebige und leicht zugängliche Lösungen, um sich und Ihre Lieben auf ganzheitliche Weise zu pflegen. Ob zur Unterstützung des Immunsystems, zur Beruhigung gereizter Haut oder zur Förderung von Entspannung – Tinkturen und Mazerate sind kraftvolle Werkzeuge für ein gesundes und ausgeglichenes Leben.

Teil 4: Vertiefen Sie Ihr Wissen

10. Seltene Pflanzen Und Ihre Anwendungen

Die Welt der unbekannten Pflanzen: Vorzüge und Vorsichtsmaßnahmen

Die Welt der Heilpflanzen ist groß und faszinierend. Neben den in der traditionellen Kräutermedizin häufig verwendeten Pflanzen gibt es eine Vielfalt weniger bekannter, aber ebenso kraftvoller Gewächse. Diese seltenen oder unbekannten Pflanzen, die oft aus alten Traditionen oder bestimmten Regionen der Welt stammen, besitzen einzigartige heilende Eigenschaften, die es zu entdecken gilt. Ihre Kraft erfordert jedoch einen umsichtigen und vorsichtigen Umgang, da einige von ihnen bemerkenswerte Nebenwirkungen oder wichtige Kontraindikationen haben können.

Das Gemeine Steinsamenkraut (Lithospermum officinale): Eine Pflanze mit vielfältigen Vorzügen

Das Gemeine Steinsamenkraut, auch als Steinsame bekannt, wächst vor allem in den gemäßigten Regionen Europas und Asiens. Obwohl es wenig bekannt ist, verfügt diese Pflanze über beeindruckende medizinische Eigenschaften, insbesondere für das Harn- und Fortpflanzungssystem.

Eigenschaften: Das Steinsamenkraut ist für seine starke harntreibende Wirkung bekannt. Es wird verwendet, um die Ausscheidung von Nierensteinen zu fördern und deren Bildung vorzubeugen. Zudem wurde die Pflanze traditionell zur Regulierung hormoneller Störungen, insbesondere bei Frauen, eingesetzt, da sie in der Lage ist, den Hormonspiegel im Körper zu senken.

Spezifische Anwendungen: Eine Abkochung der Samen des Steinsamenkrauts wird häufig zur Behandlung von Harnsteinen empfohlen. Ebenso wird es als Aufguss eingesetzt, um unregelmäßige oder schmerzhafte Menstruationszyklen zu regulieren. Äußerlich wird das Öl des Steinsamenkrauts gelegentlich verwendet, um Hautentzündungen zu lindern.

Vorsichtsmaßnahmen: Das Steinsamenkraut ist eine kraftvolle Pflanze, und eine langfristige oder übermäßige Anwendung kann zu einer Entmineralisierung führen. Eine Verwendung über einen längeren Zeitraum sollte daher nur unter ärztlicher Aufsicht erfolgen. Aufgrund seiner hormonellen Wirkung wird es zudem Schwangeren und stillenden Frauen nicht empfohlen.

Die Alraune (Mandragora officinarum): Zwischen Mythos und Realität

Die Alraune, umgeben von Legenden und Mysterien, ist eine faszinierende Pflanze, die seit der Antike sowohl für medizinische als auch halluzinogene Zwecke genutzt wurde. Ursprünglich aus dem Mittelmeerraum stammend, wird sie auch als "Hexenkraut" bezeichnet, da sie häufig in esoterischer Literatur erwähnt wird.

Eigenschaften: Die Wurzel der Alraune enthält tropanische Alkaloide wie Scopolamin und Atropin, die auf das zentrale Nervensystem wirken. Diese Wirkstoffe verleihen der Pflanze analgetische, sedierende und krampflösende Eigenschaften. In der Vergangenheit wurde sie

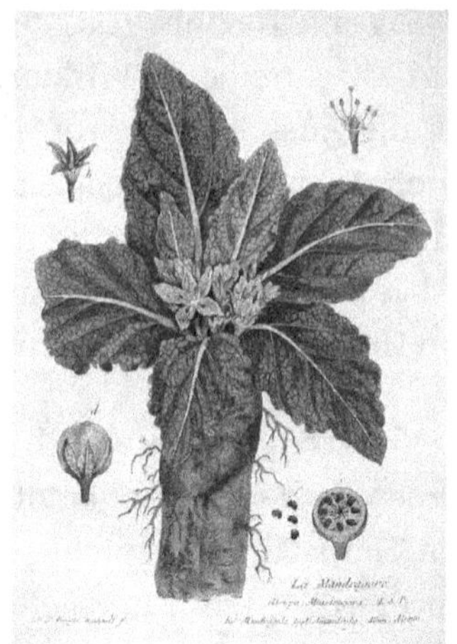

verwendet, um Schlaf herbeizuführen, starke Schmerzen zu lindern und bestimmte psychiatrische Störungen zu behandeln.

Spezifische Anwendungen: Traditionell wurde die Wurzel der Alraune zu Aufgüssen oder Salben verarbeitet, die schmerzlindernd wirkten. Äußerlich wurde sie zur Linderung von Gelenk- und Muskelschmerzen eingesetzt. Aufgrund ihrer psychotropen Wirkung fand sie jedoch auch in mystischen Ritualen Verwendung.

Vorsichtsmaßnahmen: Die Alraune ist äußerst giftig und sollte mit großer Vorsicht gehandhabt werden. Ihre innere Anwendung wird aufgrund der Vergiftungsgefahr – die Halluzinationen, Lähmungen oder sogar den Tod verursachen kann – dringend abgeraten. Heute werden nur noch homöopathische oder stark verdünnte Präparate unter ärztlicher Aufsicht eingesetzt.

Tephrosia purpurea (Tephrosia purpurea): Eine kraftvolle entgiftende Pflanze

Tephrosia purpurea, eine in den tropischen Regionen Asiens beheimatete Pflanze, ist im Westen wenig bekannt, wird jedoch in der ayurvedischen Medizin häufig wegen ihrer entgiftenden und leberschützenden Eigenschaften verwendet.

Eigenschaften: Diese Pflanze ist besonders bekannt für ihre hepatoprotektiven Eigenschaften, also ihre Fähigkeit, die Leber zu schützen und zu regenerieren. Sie wird zur Behandlung von Hepatitis, Leberzirrhose sowie zur Unterstützung der Leber nach einer Vergiftung oder übermäßigem Alkoholkonsum eingesetzt. Darüber hinaus besitzt sie entzündungshemmende und antioxidative Eigenschaften.

Spezifische Anwendungen: In der ayurvedischen Medizin wird Tephrosia purpurea in Form von Pulver oder Abkochungen konsumiert, um die Leberfunktion zu stimulieren. Sie wird oft in Behandlungen integriert, die darauf abzielen, den Körper von Toxinen zu reinigen und die Verdauung zu unterstützen.

Vorsichtsmaßnahmen: Obwohl sie in der Regel gut verträglich ist, sollte Tephrosia purpurea bei Personen mit Nierenerkrankungen oder bei der Einnahme von lebertoxischen Medikamenten mit Vorsicht angewendet werden. Es wird dringend empfohlen, vor Beginn einer Behandlung einen Gesundheitsexperten zu konsultieren, insbesondere bei schweren Lebererkrankungen.

Der Blaue Zypressenbaum (Callitris intratropica): Ein australisches Geheimnis für die Haut

Die Blaue Zypresse ist eine in Australien endemische Pflanze, deren ätherisches Öl wenig bekannt, aber äußerst effektiv für die Hautpflege ist. Das Öl wird aus dem Callitris intratropica gewonnen, einem Nadelbaum, der in den tropischen Regionen Nordaustraliens wächst.

Eigenschaften: Das ätherische Öl der Blauen Zypresse ist bekannt für seine entzündungshemmenden, antiseptischen und wundheilenden Eigenschaften. Es wird zur Behandlung einer Vielzahl von Hautproblemen wie Akne, Narben und Entzündungen eingesetzt. Dank seines sanften und beruhigenden Dufts eignet es sich auch hervorragend für entspannende Pflegeanwendungen.

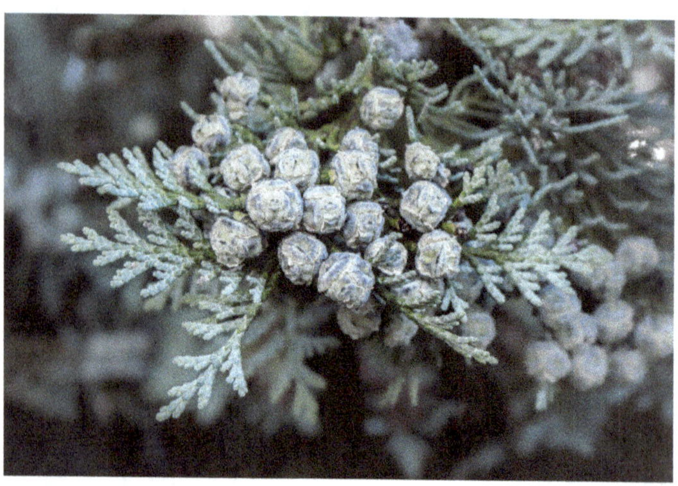

Spezifische Anwendungen: In der Aromatherapie wird das ätherische Öl der Blauen Zypresse häufig Cremes und Lotionen für das Gesicht beigefügt, um

Hautunreinheiten zu behandeln und einen klaren, gesunden Teint zu fördern. Es kann auch in ein Trägeröl verdünnt und in Form von Massagen angewendet werden, um verspannte oder schmerzende Muskeln zu entspannen.

Vorsichtsmaßnahmen: Wie bei allen ätherischen Ölen ist es wichtig, das Öl der Blauen Zypresse vor der Anwendung auf der Haut zu verdünnen, insbesondere bei empfindlicher Haut. Es wird empfohlen, einen Hauttest durchzuführen, um mögliche allergische Reaktionen zu erkennen. Die Anwendung während Schwangerschaft und Stillzeit wird nicht empfohlen.

Das Erkunden seltener und weniger bekannter Pflanzen eröffnet eine Welt voller Möglichkeiten in der Kräutermedizin. Es erweitert nicht nur Ihr Wissen, sondern ermöglicht auch die Entdeckung kraftvoller Heilmittel, die oft nicht zu den populärsten Heilpflanzen zählen. Mit dieser Kraft geht jedoch die Verantwortung einher, sie umsichtig und respektvoll zu verwenden, wobei die notwendigen Vorsichtsmaßnahmen stets beachtet werden sollten, um Risiken zu vermeiden.

Exotische Pflanzen und ihre Vorteile

Exotische Pflanzen, die aus fernen Ländern stammen, bereichern die moderne Phytotherapie auf unermessliche Weise. Diese Gewächse, die oft seit Jahrhunderten in den traditionellen Heilmethoden ihrer Herkunftsregionen verwendet werden, finden nun auch im Westen Anerkennung für ihre außergewöhnlichen Vorzüge. In diesem Abschnitt entdecken wir einige dieser exotischen Pflanzen, wie Noni und Maca, und erkunden ihre spezifischen gesundheitlichen Vorteile sowie ihre

Integration in den Alltag, um die Praxis der Kräutermedizin zu bereichern.

Noni (Morinda citrifolia): Ein polynesischer Schatz für ganzheitliche Gesundheit

Der Noni, auch bekannt als Morinda citrifolia, ist eine symbolträchtige Pflanze der polynesischen Inseln, wo sie seit Jahrtausenden für ihre zahlreichen therapeutischen Eigenschaften geschätzt wird. Besonders die Früchte des Noni sind für ihre gesundheitsfördernden Wirkungen bekannt und werden traditionell als Saft konsumiert.

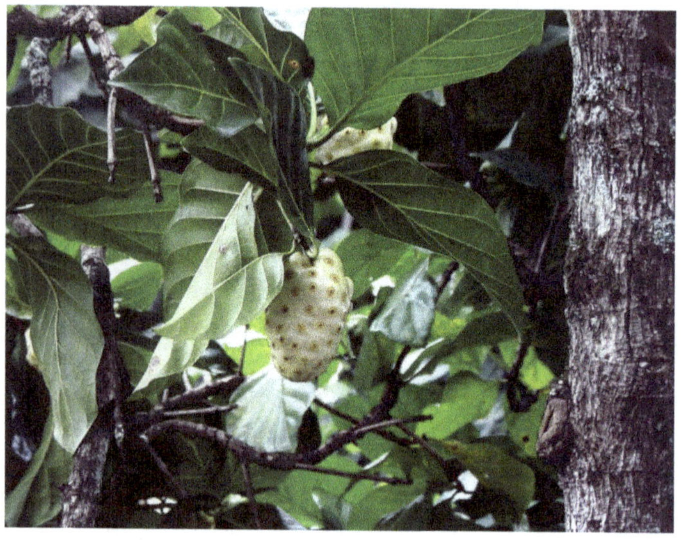

Eigenschaften und Vorteile: Noni ist reich an Antioxidantien wie Vitamin C, Selen und phenolischen Verbindungen. Diese Antioxidantien spielen eine entscheidende Rolle im Kampf gegen freie Radikale und bei der Reduzierung von Entzündungen im Körper. Darüber hinaus ist der Noni für seine immunstärkenden

Eigenschaften bekannt, die die natürlichen Abwehrkräfte des Körpers unterstützen und bei der Vorbeugung verschiedener Infektionen helfen. In Polynesien wird er zudem für seine energetisierende Wirkung geschätzt, die Vitalität und körperliche Widerstandskraft fördert.

Integration in die moderne Phytotherapie: Noni-Saft ist heute in Form von Nahrungsergänzungsmitteln weit verbreitet und wird wegen seiner stärkenden und revitalisierenden Wirkung geschätzt. In der Phytotherapie wird er verwendet, um das Immunsystem zu unterstützen, chronische Schmerzen zu lindern und sogar den Blutzuckerspiegel zu regulieren. Für Menschen, die ihre Energie und ihr allgemeines Wohlbefinden stärken möchten, ist er eine wertvolle Ergänzung.

Maca (Lepidium meyenii): Das Gold der Anden für Energie und hormonelles Gleichgewicht

Maca, eine Wurzelpflanze aus den Hochplateaus der peruanischen Anden, wird seit Jahrhunderten von den einheimischen Bevölkerungen wegen ihrer energetisierenden und hormonell ausgleichenden Wirkungen genutzt. Als „Gold der Anden" bekannt, findet Maca weltweit zunehmend Anerkennung für ihre Vorzüge.

Eigenschaften und Vorteile: Maca gehört zu den Adaptogenen, was bedeutet, dass sie dem Körper hilft, sich an Stress anzupassen und ein optimales hormonelles Gleichgewicht zu fördern. Sie ist reich an Vitaminen, Mineralien und essenziellen Aminosäuren, was sie zu einem umfassenden Stärkungsmittel für Körper und Geist macht. Maca wird oft von Frauen verwendet, um Symptome der

Menopause wie Hitzewallungen und Stimmungsschwankungen zu lindern, und von Männern, um die Fruchtbarkeit und körperliche Ausdauer zu verbessern. Zudem ist sie bekannt dafür, die Libido zu steigern und die Vitalität zu fördern.

Integration in die moderne Phytotherapie: Maca in Pulverform lässt sich leicht in Smoothies, Säfte oder gekochte Gerichte einarbeiten. Als Nahrungsergänzungsmittel wird sie besonders geschätzt, um Energie und Ausdauer zu verbessern, ohne die Nebenwirkungen künstlicher Stimulanzien. Phytotherapeuten empfehlen Maca häufig zur Behandlung chronischer Müdigkeit, zur Unterstützung des Hormonsystems und zur Verbesserung der allgemeinen Leistungsfähigkeit.

Kurkuma (Curcuma longa): Eine Wurzel mit tausend Vorzügen aus Indien

Kurkuma, eine aus Indien stammende Wurzel, wird seit Jahrtausenden in der ayurvedischen Medizin wegen ihrer starken entzündungshemmenden und antioxidativen Eigenschaften verwendet. Dieses goldene Gewürz ist weit mehr als nur eine kulinarische Zutat; es ist weltweit für seine gesundheitlichen Vorteile bekannt.

Eigenschaften und Vorteile: Kurkuma enthält Curcumin, einen Wirkstoff mit starken entzündungshemmenden und antioxidativen Eigenschaften. Es wird häufig verwendet, um Gelenkschmerzen zu lindern, die Verdauung zu verbessern und die Leberfunktion zu unterstützen. In der modernen Phytotherapie wird Kurkuma oft empfohlen, um chronische

Entzündungen zu reduzieren, das Immunsystem zu stärken und sogar bestimmten chronischen Krankheiten vorzubeugen.

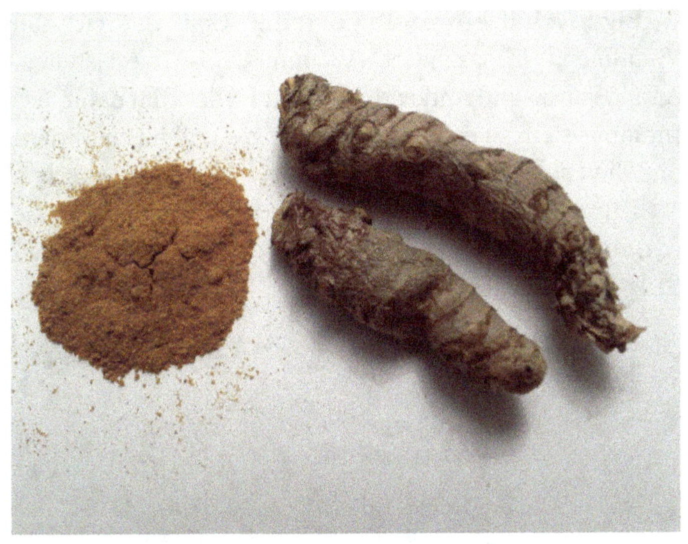

Integration in die moderne Phytotherapie: Kurkuma kann in Pulverform, als Tee oder in konzentrierter Extraktform konsumiert werden. Um die Aufnahme zu verbessern, wird es oft mit schwarzem Pfeffer kombiniert, der Piperin enthält. Kurkuma ist besonders in entzündungshemmenden Diäten nützlich, und seine regelmäßige Anwendung kann zu einer besseren allgemeinen Gesundheit beitragen.

Goji (Lycium barbarum): Das Superfood des Himalaya

Der Goji, ein kleiner roter Beerenstrauch aus den Bergregionen des Himalaya, wird seit Jahrhunderten in der traditionellen chinesischen Medizin wegen seiner zahlreichen gesundheitlichen Vorteile verwendet. Aufgrund seiner außergewöhnlichen Nährstoffdichte wird er oft als „Superfood" bezeichnet.

Eigenschaften und Vorteile: Goji ist reich an Vitaminen (insbesondere Vitamin C), Mineralstoffen, Aminosäuren und Antioxidantien. Er ist bekannt dafür, das Immunsystem zu stärken, die Augengesundheit zu fördern und die Langlebigkeit zu unterstützen. In der chinesischen Medizin wird Goji zudem verwendet, um die Lebensenergie (Qi) zu verbessern und das Gleichgewicht zwischen Yin und Yang wiederherzustellen.

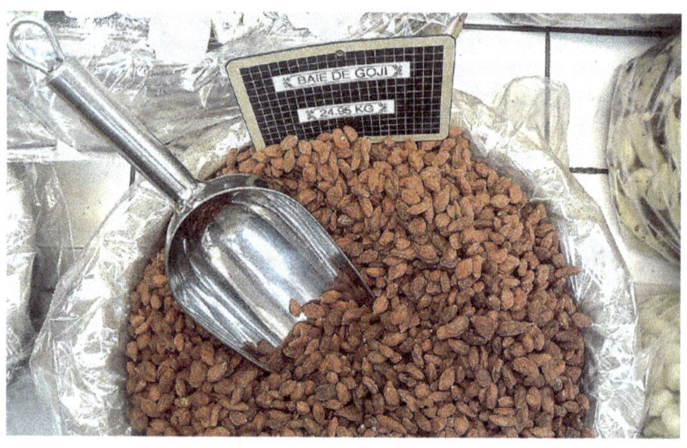

Integration in die moderne Phytotherapie: Goji kann in getrockneter Form verzehrt und zu Müsli, Smoothies oder Desserts hinzugefügt werden, oder als konzentrierter Saft konsumiert werden. Sein leicht süßer Geschmack und sein hoher Nährstoffgehalt machen ihn zu einer hervorragenden Ergänzung, um Vitalität und allgemeine Gesundheit zu fördern.

Exotische Pflanzen wie Noni, Maca, Kurkuma und Goji bereichern die moderne Phytotherapie enorm und erweitern das Spektrum natürlicher Heilmittel mit einzigartigen und kraftvollen Eigenschaften. Durch die Integration dieser Pflanzen in Ihre Praxis profitieren Sie nicht nur von ihren gesundheitlichen Vorteilen, sondern vertiefen auch Ihr Verständnis für die medizinischen Traditionen aus aller Welt.

Diese pflanzlichen Schätze aus fernen Ländern erinnern uns an die Bedeutung von Vielfalt – sowohl in der Natur als auch in der Medizin. Mit der Erkundung und Anwendung dieser Pflanzen tragen Sie zu einem ganzheitlicheren und globaleren Ansatz für die Gesundheit bei, bei dem die Vorteile verschiedener Kulturen das Wohlbefinden aller bereichern.

11. Die Kräutermedizin Durch Die Kulturen Hinweg

Die Kräutertraditionen der Welt

Die Kräutermedizin, eine uralte und universelle Praxis, überschreitet geografische und kulturelle Grenzen. Weltweit haben Menschen gelernt, Heilpflanzen zu erkennen, zu nutzen und zu schätzen, um ihre Beschwerden zu lindern und ihr Wohlbefinden zu erhalten. Jede Kultur hat eine einzigartige Beziehung zur Natur entwickelt und dabei Heilmethoden geschaffen, die sich voneinander unterscheiden, jedoch oft einander ergänzen. In diesem Abschnitt lade ich Sie zu einer faszinierenden Reise über die Kontinente ein, um die einflussreichsten Traditionen der Kräutermedizin zu entdecken: die Traditionelle Chinesische Medizin, das Ayurveda Indiens, die Medizin der amerikanischen Ureinwohner und die europäischen Kräutertraditionen.

Traditionelle Chinesische Medizin: Die Harmonie der Energien

In China wird die Traditionelle Chinesische Medizin (TCM) seit über 2000 Jahren praktiziert. Sie basiert auf dem zentralen Konzept des Qi, der Lebensenergie, die in allen Lebewesen fließt und in Balance bleiben muss, um

Gesundheit zu gewährleisten. Heilpflanzen spielen in der TCM eine zentrale Rolle, oft in Kombination mit anderen Praktiken wie Akupunktur oder Qi Gong.

Philosophie und Ansatz: Die TCM basiert auf dem Gleichgewicht von Yin und Yang, zwei gegensätzlichen, aber sich ergänzenden Kräften, sowie auf der Theorie der Fünf Elemente (Holz, Feuer, Erde, Metall, Wasser), die die Organe und Funktionen des Körpers regeln. Die chinesische Kräutermedizin zielt darauf ab, dieses Gleichgewicht durch den Einsatz komplexer Formeln aus mehreren Pflanzen wiederherzustellen.

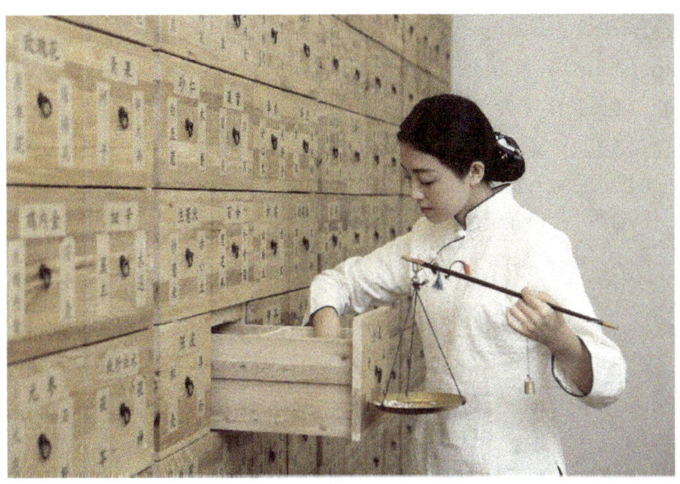

Wichtige Pflanzen: Zu den emblematischen Pflanzen der TCM gehören der Ginseng (Panax ginseng), bekannt für seine stärkenden und adaptogenen Eigenschaften, der Ingwer (Zingiber officinale), der die Verdauung anregt und den Körper wärmt, und die Astragalwurzel (Astragalus membranaceus), die das Immunsystem stärkt und vor Infektionen schützt.

Medizin der amerikanischen Ureinwohner: Eine heilige Verbindung zur Erde

Die indigenen Völker Amerikas haben durch ein Leben in Harmonie mit der Natur ein tiefes Wissen über Heilpflanzen entwickelt. Die Medizin der amerikanischen Ureinwohner ist ein Heilsystem, in dem jede Pflanze als lebender Geist betrachtet wird, mit dem man in Beziehung treten kann, um Heilung zu bewirken.

Philosophie und Ansatz: Die Medizin der amerikanischen Ureinwohner trennt Körper, Geist und Seele nicht voneinander. Pflanzen werden oft in Zeremonien oder Ritualen verwendet, um nicht nur körperliche Leiden, sondern auch seelische Wunden zu heilen. Der Respekt vor der Natur und die Dankbarkeit gegenüber den Pflanzen stehen im Mittelpunkt dieses Ansatzes, bei dem Heilung als heiliger Akt der Verbindung zur Erde angesehen wird.

Wichtige Pflanzen: Zu den häufig verwendeten Pflanzen der Medizin der amerikanischen Ureinwohner gehören die Weiße Weide (Salix alba), die Salicin enthält, einen Vorläufer des modernen Aspirins, der heilige Tabak (Nicotiana rustica), der oft in Ritualen zur Reinigung und zum Schutz verwendet wird, und der Weiße Salbei (Salvia apiana), der für seine reinigenden Eigenschaften bekannt ist.

Ayurveda: Die Kunst, im Einklang mit der Natur zu leben

Das Ayurveda, wörtlich „Wissenschaft vom Leben", ist ein Gesundheitssystem, das seinen Ursprung in Indien hat und über 5000 Jahre zurückreicht. Dieses System basiert auf der Idee, dass jeder Mensch einzigartig ist und Gesundheit durch das Gleichgewicht der drei Doshas (Vata, Pitta, Kapha) erreicht wird, biologische Energien, die in jedem von uns vorhanden sind.

Philosophie und Ansatz: Das Ayurveda verfolgt einen ganzheitlichen Ansatz, bei dem Gesundheit das Ergebnis eines Gleichgewichts zwischen Körper, Geist und Umwelt ist. Heilpflanzen werden verwendet, um die Doshas ins Gleichgewicht zu bringen und Ungleichgewichte zu behandeln, bevor sie sich in Krankheiten manifestieren. Darüber hinaus legt das Ayurveda großen Wert auf Prävention durch eine angemessene Ernährung, Yoga und Reinigungspraktiken.

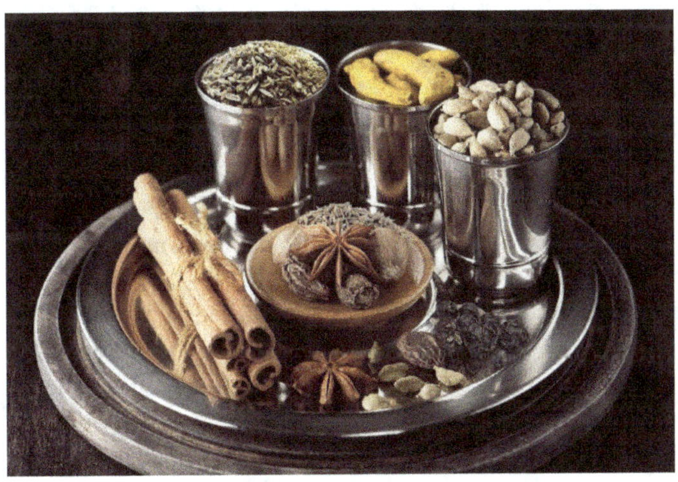

Wichtige Pflanzen: Zu den bekanntesten ayurvedischen Pflanzen gehören Ashwagandha (Withania somnifera), das für seine adaptogenen und stärkenden Eigenschaften geschätzt wird, Kurkuma (Curcuma longa) mit seinen starken entzündungshemmenden Wirkungen, und Tulsi oder Heiliger Basilikum (Ocimum sanctum), das hilft, Stress abzubauen und das Immunsystem zu stärken.

Europäische Kräutermedizin: Die Weisheit der „Einfachen"

Europa verfügt über eine reiche Kräutertradition, die auf die mittelalterlichen Klöster zurückgeht, in denen Mönche Heilpflanzen kultivierten und studierten, sowie auf volkstümliche Überlieferungen, die von Generation zu Generation weitergegeben wurden. Diese Kräutermedizin, oft als „Weisheit der Einfachen" bezeichnet, legt den Fokus auf lokale, leicht zugängliche Pflanzen.

Philosophie und Ansatz: Die traditionelle europäische Kräutermedizin zeichnet sich durch einen tiefen Respekt für lokale Pflanzen aus, die als „Einfache" bezeichnet werden. Diese Pflanzen, die oft in Gärten oder auf Wiesen wachsen, werden verwendet, um alltägliche Beschwerden zu lindern. Der europäische Ansatz bevorzugt einfache Zubereitungen wie Aufgüsse, Abkochungen und Salben, während er einen verantwortungsvollen und respektvollen Umgang mit natürlichen Ressourcen betont.

Wichtige Pflanzen: Kamille (Matricaria chamomilla), bekannt für ihre beruhigenden und verdauungsfördernden Eigenschaften, Lavendel (Lavandula angustifolia), der die Nerven beruhigt und den Schlaf fördert, und Brennnessel (Urtica dioica), reich an Mineralien und ideal zur Stärkung des Körpers, sind einige der bekanntesten Pflanzen der europäischen Kräutermedizin.

Die Kräutermedizin auf der ganzen Welt zeugt von der menschlichen Genialität und unserer Fähigkeit, eine tiefe

Verbindung zur Natur aufzubauen, um unsere Gesundheit zu bewahren. Jede Kultur hat ihren Beitrag geleistet und einzigartige Praktiken und Erkenntnisse entwickelt, die, wenn sie geteilt werden, die gesamte Menschheit bereichern.

Vergleich der Praktiken und Pflanzen

Die Kräutermedizin, tief in verschiedenen Kulturen verwurzelt, zeigt faszinierende Gemeinsamkeiten sowie deutliche Unterschiede in der Art und Weise, wie Pflanzen genutzt werden. Durch die Untersuchung der Kräutertraditionen verschiedener Kulturen – der Traditionellen Chinesischen Medizin (TCM), des Ayurveda, der Medizin der amerikanischen Ureinwohner und der europäischen Kräutermedizin – entdecken wir nicht nur einzigartige Methoden, sondern auch erstaunliche Ähnlichkeiten in der Herangehensweise an die Heilung. Dieser Vergleich hilft Ihnen zu verstehen, wie dieselben Pflanzen auf unterschiedliche Weise in verschiedenen Kulturen verwendet werden und wie verschiedene Pflanzen ähnliche Beschwerden behandeln können. Diese multikulturelle Perspektive wird Ihre eigene Kräutermedizin-Praxis bereichern und Ihnen eine ganzheitlichere und integriertere Sichtweise bieten.

Gemeinsamkeiten: Eine universelle Weisheit

Obwohl jede Kräutermedizintradition ihre eigenen Methoden und Philosophien entwickelt hat, gibt es bemerkenswerte Gemeinsamkeiten, die von einer universellen Weisheit zeugen, die über Jahrhunderte und Kontinente hinweg geteilt wurde.

Die Verwendung von Adaptogenen: Adaptogene, also Pflanzen, die dem Körper helfen, sich an Stress anzupassen und das Gleichgewicht wiederherzustellen, sind ein hervorragendes Beispiel für dieses globale Wissen. In der TCM wird Ginseng für seine stärkenden und adaptogenen Eigenschaften geschätzt, da er die Lebensenergie (Qi) unterstützt. Ebenso nutzt das Ayurveda Ashwagandha, um die Doshas ins Gleichgewicht zu bringen und die körperliche und mentale Widerstandskraft zu stärken. In den europäischen Traditionen ist der Eleutherococcus (sibirischer Ginseng) für ähnliche Wirkungen bekannt, während die indigenen Völker Nordamerikas Pflanzen wie Echinacea zur Stärkung der Immunität und Vitalität verwenden.

Die Rolle verdauungsfördernder Pflanzen: Pflanzen, die die Verdauung verbessern, sind ebenfalls eine Konstante in den verschiedenen Kulturen. Ingwer wird in der TCM verwendet, um den Körper zu wärmen und die Verdauung anzuregen. Im Ayurveda wird er ebenfalls empfohlen, um das Dosha Vata auszugleichen und den Appetit zu fördern. In Europa werden Fenchel und Pfefferminze häufig bei Verdauungsbeschwerden eingesetzt, während in der Medizin der amerikanischen Ureinwohner Wilder Pfefferminz für ähnliche Zwecke verwendet wird.

Unterschiede: Verschiedene Anwendungen für ähnliche Pflanzen

Trotz dieser Gemeinsamkeiten ist es faszinierend zu sehen, dass dieselbe Pflanze je nach Kultur ganz unterschiedlich verwendet wird.

Kurkuma: Betrachten wir das Beispiel Kurkuma (Curcuma longa). Im Ayurveda wird diese goldene Wurzel hauptsächlich wegen ihrer entzündungshemmenden Eigenschaften und als Blutreiniger verwendet. Sie wird in Präparaten zur Behandlung von Erkrankungen wie Arthritis, Verdauungsstörungen und Hautkrankheiten eingesetzt. In der TCM hingegen wird Kurkuma (dort als Jiang Huang bekannt) verwendet, um die Durchblutung anzuregen und Schmerzen zu lindern, insbesondere bei Menstruationsbeschwerden und Verletzungen. Obwohl Kurkuma also für seine Vorteile anerkannt ist, unterscheiden sich die Schwerpunkte seiner Anwendung in diesen beiden Medizinsystemen deutlich.

Brennnessel: Die Brennnessel (Urtica dioica) ist eine weitere Pflanze, deren Verwendung sich zwischen den Traditionen unterscheidet. In Europa wird sie vor allem wegen ihrer entgiftenden und stärkenden Eigenschaften geschätzt, insbesondere zur Behandlung von Anämie und zur Stärkung des Immunsystems. Die indigenen Völker Amerikas nutzten die Brennnessel nicht nur wegen ähnlicher medizinischer Vorteile, sondern auch zur Herstellung von robusten Fasern und natürlichen Farbstoffen. Diese Vielseitigkeit zeigt, wie eine Pflanze je nach kulturellen und ökologischen Bedürfnissen auf vielfältige Weise genutzt werden kann.

Unterschiedliche Lösungen für ähnliche Beschwerden

Es ist ebenso interessant zu beobachten, wie verschiedene Kulturen unterschiedliche Pflanzen zur Behandlung ähnlicher Beschwerden verwenden. Dies unterstreicht nicht nur den Reichtum der globalen

Biodiversität, sondern auch die menschliche Kreativität im Umgang mit natürlichen Ressourcen, um gemeinsame Bedürfnisse zu erfüllen.

Schlafstörungen: Zur Behandlung von Schlaflosigkeit variieren die Pflanzenwahl und die Traditionen. In Europa wird häufig Baldrian (Valeriana officinalis) für seine beruhigenden und entspannenden Wirkungen verwendet. Im Ayurveda bevorzugt man Brahmi (Bacopa monnieri), das den Geist beruhigt und einen erholsamen Schlaf fördert. In der TCM ist Jujube (Ziziphus jujuba) ein beliebtes Mittel, um den Geist zu beruhigen und Schlaf zu induzieren.

Stärkung des Immunsystems: Zur Stärkung des Immunsystems ist in Nordamerika die Echinacea eine zentrale Pflanze, die zur Vorbeugung und Behandlung von Atemwegsinfektionen eingesetzt wird. In der TCM wird die Astragalwurzel (Astragalus membranaceus) wegen ihrer immunstimulierenden Eigenschaften bevorzugt. Im Ayurveda hingegen wird Tulsi oder Heiliger Basilikum (Ocimum sanctum) verwendet, um das Immunsystem zu stärken und den Körper in Stressphasen ins Gleichgewicht zu bringen.

Durch die Integration multikultureller Perspektiven in Ihre Kräutermedizinpraxis können Sie nicht nur Ihr Pflanzenrepertoire erweitern, sondern auch Ihr Verständnis für die vielfältigen Möglichkeiten vertiefen, wie die Natur uns heilen kann. Jede Tradition bietet einen einzigartigen Ansatz, der in Kombination mit anderen eine umfassendere und anpassungsfähigere Praxis schaffen kann.

Dieser Vergleich globaler Kräutertraditionen offenbart den Reichtum menschlicher Erfahrung im Bereich der Heilung durch Pflanzen. Ob Sie sich dafür entscheiden, spezifische Methoden einer Kultur zu übernehmen oder diese in einen ganzheitlicheren Ansatz zu integrieren, dieses globale Wissen ermöglicht es Ihnen, die Phytotherapie mit einer breiteren Perspektive zu betrachten und die besten Lösungen für Ihre eigene Gesundheit und Ihr Wohlbefinden zu finden.

Letztlich ist die Kräutermedizin ein sich ständig weiterentwickelndes Gebiet, das von alten Überlieferungen und modernen Entdeckungen genährt wird. Mit einem multikulturellen Ansatz engagieren Sie sich in einer lebendigen und dynamischen Tradition, in der jede Pflanze und jede Praxis eine Geschichte der Heilung erzählt, die sich über Zeit und Kontinente erstreckt.

SCHLUSSFOLGERUNG

Beim Lesen dieses Buches haben Sie die unzähligen Schätze entdeckt, die die Kräutermedizin in Ihren Alltag bringen kann. Von den historischen Grundlagen über moderne Praktiken bis hin zu den bekanntesten und exotischsten Heilpflanzen haben Sie eine Welt erkundet, in der Natur und Gesundheit untrennbar miteinander verbunden sind. Nun, da wir am Ende dieser Reise angekommen sind, ist es an der Zeit, darüber nachzudenken, was Kräutermedizin wirklich bedeutet und wie Sie ihre Lehren weiterhin in Ihren Alltag integrieren können.

Die Kräutermedizin ist nicht nur eine Sammlung von Techniken oder Heilmitteln. Sie ist ein ganzheitlicher Ansatz für Gesundheit, der Körper, Geist und Umwelt berücksichtigt. Sie ist eine Praxis, die uns mit der Natur, ihren Rhythmen und Zyklen verbindet. Indem wir die Pflanzen kennenlernen, ihre Eigenschaften verstehen und sie in unser Leben integrieren, greifen wir auf eine alte Weisheit zurück, die Jahrhunderte und Kulturen überdauert hat.

Eine der großen Lektionen der Kräutermedizin ist das Wiedererlernen, die Natur zu beobachten und ihr zuzuhören. Jede Pflanze hat ihre eigene Sprache, ihre eigenen Tugenden und ihre eigene Art, uns zu heilen. Wenn Sie die Zeit investieren, um Pflanzen zu kultivieren, zu ernten und Ihre eigenen Heilmittel herzustellen, nehmen Sie an einem Heilungsprozess teil, der über die rein physische Pflege hinausgeht. Sie lernen, die natürlichen Kreisläufe zu respektieren, die Ressourcen nachhaltig zu nutzen und in Harmonie mit Ihrer Umwelt für sich selbst zu sorgen.

Die Integration der Kräutermedizin in Ihr Leben bedeutet auch, eine neue Lebensphilosophie zu übernehmen. Es bedeutet anzuerkennen, dass Gesundheit kein statischer Zustand ist, sondern ein dynamisches Gleichgewicht, das Tag für Tag gepflegt werden muss. Es bedeutet, zu verstehen, dass Prävention genauso wichtig ist wie Behandlung und dass Selbstfürsorge durch kleine tägliche Gesten erfolgen kann, wie das Trinken eines beruhigenden Tees am Abend, das Auftragen eines selbstgemachten Balsams auf eine Irritation oder das Vernebeln ätherischer Öle, um die Luft in Ihrem Zuhause zu reinigen.

Die Kräutermedizin lädt Sie ein, langsamer zu werden, den Moment zu genießen und sich mit Ihren Sinnen zu verbinden. Wenn Sie eine Kamillenblüte pflücken, um daraus einen Aufguss zu machen, oder eine Johanniskrauttinktur zubereiten, aktivieren Sie all Ihre Sinne in einem Pflegeritual. Sie berühren, riechen, schmecken und nehmen aktiv an Ihrem eigenen Wohlbefinden teil.

Dieses Buch hat Ihnen als Leitfaden gedient, um Ihre Kenntnisse in der Kräutermedizin zu vertiefen oder zu erweitern, aber es ist nur ein Anfang. Die Kräutermedizin ist ein sich ständig weiterentwickelndes Feld, in dem jeden Tag neue Entdeckungen und Lehren hinzukommen. Sie werden nie aufhören zu lernen – sei es durch das Entdecken neuer Pflanzen, das Verfeinern Ihrer Zubereitungstechniken oder das Erkunden der Kräutertraditionen anderer Kulturen.

Ich ermutige Sie, weiter zu experimentieren, Rezepte auszuprobieren und die Praktiken, die Sie hier entdeckt haben, anzupassen. Die Kräutermedizin ist vor allem eine persönliche Praxis, die an Ihre Bedürfnisse, Ihre Umgebung und Ihren Lebensstil angepasst werden sollte. Zögern Sie nicht, Ihre Beobachtungen zu notieren, ein Tagebuch über Ihre Zubereitungen zu führen und Ihre Erfahrungen mit anderen Enthusiasten zu teilen. Austausch und Zusammenarbeit sind wesentliche Bestandteile des Lernens in der Kräutermedizin.

Eine weitere faszinierende Dimension der Kräutermedizin ist ihre universelle Natur. Egal, wo auf der Welt Sie sich befinden, es gibt eine Kräutertradition, die sich im Einklang mit der lokalen Umwelt entwickelt hat. Durch die Erkundung verschiedener Kräutertraditionen bereichern Sie nicht nur Ihr Wissen, sondern entwickeln auch ein tieferes Verständnis für die Verbindung zwischen Mensch und Natur.

Jede Pflanze, jedes Heilmittel erzählt eine Geschichte. Wenn Sie dieses Wissen in Ihre Praxis integrieren, tragen Sie zur Bewahrung und Weitergabe jahrhundertealter Traditionen bei. Sie werden zu einem Bindeglied in dieser Wissenskette, einem Hüter der Geheimnisse der Pflanzen und einem Botschafter der natürlichen Heilung.

Die Kräutermedizin, wie Sie sie in diesem Buch kennengelernt haben, ist ein ganzheitlicher Ansatz für das

Wohlbefinden. Sie beschränkt sich nicht darauf, Symptome zu behandeln, sondern versucht, die Harmonie zwischen Körper, Geist und Umwelt wiederherzustellen. Sie erkennt an, dass Gesundheit ein dynamischer Zustand des Gleichgewichts ist, der von vielen Faktoren beeinflusst wird, und dass Pflanzen eine zentrale Rolle bei der Aufrechterhaltung dieses Gleichgewichts spielen können.

Durch das Kultivieren, Ernten und Vorbereiten Ihrer eigenen Heilmittel kümmern Sie sich nicht nur um Ihren Körper, sondern nähren auch Ihren Geist und Ihre Seele. Sie schaffen eine tiefe Verbindung zur Natur und entwickeln eine gesteigerte Sensibilität für Ihre eigenen Bedürfnisse und die Ihrer Umwelt. Das ist der wahre Reichtum der Kräutermedizin: Sie lädt Sie ein, sich selbst bewusst, respektvoll und nachhaltig zu pflegen.

Wenn Sie dieses Buch schließen, denken Sie daran, dass die Kräutermedizin eine Reise ohne Ende ist. Jede Pflanze, jede Zubereitung, jede Entdeckung ist eine Etappe auf dem Weg zu einem natürlichen und authentischen Wohlbefinden. Egal, ob Sie ein neugieriger Anfänger oder ein erfahrener Kräuterkundler sind, es gibt immer etwas Neues zu lernen, zu erleben und zu teilen.

Erforschen Sie weiter, staunen Sie über die Vielfalt und Großzügigkeit der Natur und integrieren Sie diese pflanzlichen Schätze in Ihren Alltag. Die Kräutermedizin ist eine Einladung, im Einklang mit der Natur zu leben, sich auf ganzheitliche Weise um sich selbst zu kümmern und an der Weitergabe eines uralten Wissens teilzunehmen, das uns seit Jahrtausenden auf dem Weg zu Gesundheit und Wohlbefinden begleitet.

Möge dieses Buch für Sie der Beginn eines spannenden und bereichernden Abenteuers sein, bei dem jede Pflanze zu einer wertvollen Verbündeten wird und jedes Heilmittel ein Beweis für die heilende Kraft der Natur.

Liebe Leserinnen und Leser,

Ich bin eine unabhängige Autorin. Ich schreibe, korrigiere, veröffentliche und promote meine Bücher selbst. Um mir dabei zu helfen, meine Bücher bekannter zu machen, lade ich Sie herzlich ein, eine Bewertung zu diesem Buch zu hinterlassen.

Ihre Meinung zählt. Ich lese alle Kommentare.

Herzlichen Dank!